路边_的本草记

薛滨 编著

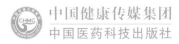

中国健康传媒集团

中国医药科技出版社

内容提要

本书收录了50种常见的药用植物，每种以4页的篇幅进行介绍，分别为植物概述、植物形态辨别、传说故事、医药应用及日常应用方法。全书图片精美，制作精良，适合中医及喜爱植物的读者阅读使用。

图书在版编目（CIP）数据

路边的本草记 / 薛滨编著 . — 北京：中国医药科技出版社，2018.1

ISBN 978-7-5067-8659-1

Ⅰ . ①路⋯ Ⅱ . ①薛⋯ Ⅲ . ①药用植物—介绍—中国 Ⅳ . ① R282.71

中国版本图书馆 CIP 数据核字 (2016) 第 195194 号

路边的本草记

编著　薛滨

策划编辑　范志霞

责任编辑　张芳芳

出版　**中国健康传媒集团** | 中国医药科技出版社

地址　北京市海淀区文慧园北路甲 22 号

邮编　100082

电话　发行：010-62227427 邮购：010-62236938

网址　www.cmstp.com

规格　710 × 1000mm¹/₁₆

印张　15

插页　1

字数　228 千字

版次　2018 年 1 月第 1 版

印次　2019 年 6 月第 2 次印刷

印刷　北京盛通印刷股份有限公司

经销　全国各地新华书店

书号　ISBN 978-7-5067-8659-1

定价　48.00 元

获取新书信息、投稿、为图书纠错，请扫码联系我们。

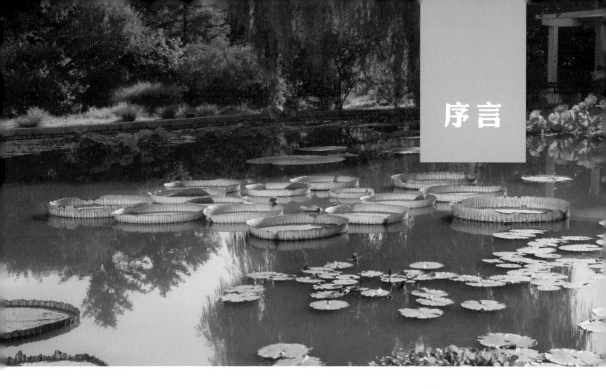

　　一次在北京植物园带领"中医萝卜会"会员认药的活动中，偶然认识了薛滨，清瘦长发，持专业相机，一副颇具艺术范儿的青年人模样，互相只是简单寒暄了几句，没有机会有更多的交流。活动过去一段时间以后，薛滨打电话来要见我，并说有一样东西送我。见面以后，他把一本考究的《本草影记》线装书放到了我的办公桌上，打开一看，就是那天在植物园我带教时的内容与图片。我一下惊呆了，不知道他什么时候"偷拍"了那么多当时认药的照片，而且我讲的内容他记录得一字不漏，书装订得典雅大方，而且是"孤本"，我一下对这位年轻人肃然起敬了。那一天，我们交谈了很久很久。薛滨是在多学科、多领域的交叉科学的人才，他有很多很多新奇的思路与想法，后生可畏呀。后来，范志霞主任要策划一本中草药的图谱书，我就极力推荐让薛滨来做。

　　大概两年以后，当责任编辑把薛滨的《路边的本草记》质检稿拿给我，并转达薛滨要我写个序的要求后，我一口气把书稿从头读到了尾。书中，薛滨已把做书的起因、过程、想法、思路，交待得非常清楚，似乎我已经没有什么多余的话要说，但似乎我又有很多话要说。

　　近几年出版的中草药图谱类书可谓多矣，但都是"新八股"，无非根、茎、叶、花、果，无非四气、五味、功效、主治，千人一面，千书一面，内容是你抄我，我抄你，读之有时到了令人生厌的地步，而本书打破了这种格局，在内容上每味药分四部分：概述、辨别、传说、

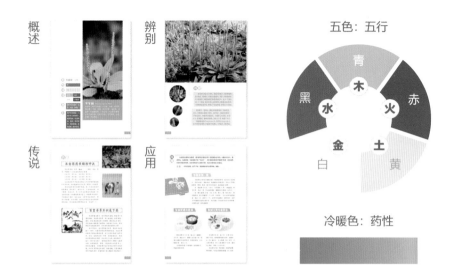

应用。每部分都有创新。"概述"中的五行、五味、归经、药性都配有不同的色标，真是薛滨的一种创造，将中医很抽象的东西形象化了；"辨别"部分抓特点，抓要害，一招中的，而不是根、茎、叶、花平铺直叙；"传说"更是故事生动，紧切药性，虚中见实；"应用"算得上是作者最着力的地方，看得出来，很多内容作者都进行过实地操作，如茜草染布的过程如果没有亲自动手，是写不成如此准确的。还要说的是书中插图，简直就使本书成了一种艺术品，不费一番苦心是难以想象的，用作者自己的话说，就是"插图则用了许多历代名画，以及剪纸、年画、木刻、石刻等民间艺术作品的形式，有的名画和作品还做了临摹和改绘，真真假假，亦真亦假"。也只有薛滨这样多才多艺的人才能为之。

本书篇幅不大，但处处为读者着想，如谋篇布局上，没有按药性分篇，也没有按植物科属分篇，而是分为"大路篇""山坡篇""树林篇""溪沟篇""水塘篇"。这种分篇方法最接地气，最适合普通老百姓使用，因为一般人不懂什么中药功效，不懂什么植物的科属。如此还没完，作者最后还出了个"应用索引"，大大方便了读者从另一角度查阅使用本书。"应用索引"分为"茶饮""药粥""主食""零食""凉拌""煲汤""炒菜""药酒""外用""洗浴""美容""单方""杀虫""药枕""染料"，使本书又成了最实用的食疗手册，一书两用，谁买了此书，就等于又送了一本书，这才是货真价实的"买一送一"。

薛滨在本书中讲了100多个故事，其中有些我听说过，有些是第一次听说，但都颇能打动人。想起莫言先生在获诺贝尔文学奖的演讲，就是《讲故事的人》，我在带学生认药时的开场白，也常爱先讲一个《苏东坡改错诗》的故事。话说苏东坡与王安石都是宋代名人，一天，苏东坡去看望老朋友王安石，主人上朝未归，苏东坡在主人的书房坐下，看到桌上有首未写完的诗："明月当头叫，五犬卧花心。"苏东坡不禁暗叹起来，朋友老矣，"月亮"怎么能够"叫"，什么"花心"又能卧下五条小狗呢？ 想了一下，随手提笔改了两个字，"叫"改为"照"，"心"改为"荫"，就成了"明月当头照，五犬卧花荫"，自感如此一改才满意贴切。

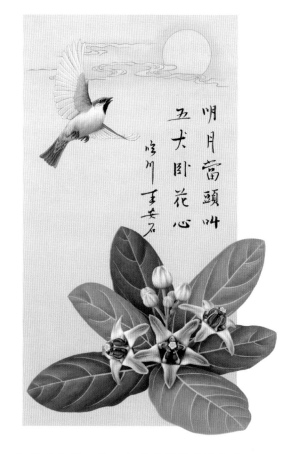

后来，苏东坡被贬海南儋州，在那里看到一种五犬花（萝藦科植物牛角瓜属牛角瓜），花的花蕊极像五只卧着的小狗，他一下明白自己把老朋友的诗改错了，心里羞愧万分。后来知道，"明月"也是一种鸟，所以只能"叫"不能"照"。不同的人听了这个故事，都会有不同的领悟，如当编辑的人不可"妄改"，是否也可由此得到启发呢？

  或许有人会问，全书只介绍了50味药是否太少了？不少，真的，大道至简。要知道许多著名的老中医，一辈子常用的药就是几十味，但他把那几个药用"活"了，用神了，疗效极好，兵不在多而在精。我们村原来有个旧社会过来的坐堂老医生，他病还没看完，施药已把他的药方子抓了一半，因为那几个药是他必用的。他的医名声传周围几十里，疗效最有说服力。我几十年来最佩服的医生，就是"抓把黄土就是药"的医生。但这样的功夫可不是一天两天练成的，是他对身边的一草一木、一石一虫深刻理解的结果。让我们站起来走到户外吧，从认识你身边最不起眼的一棵小草开始，最后如果能认识到50个药，你就是一个相当有造诣的人了。

　　薛滨是懂医而不行医的人，中国历史上有许多这样的文人，薛滨的医学老师是白云观道医伍国治道长，思考问题自然不免带有道家的印痕，道家讲究无为而治，讲究低调处事，所以薛滨这么一本高质量的颇具特色的中药图谱书，起了一个很低调的书名《路边的本草记》。

　　薛滨一直称我为"老师"，其实我就是年岁大了一些，有些事情早知道一些罢了。况且，从来没有绝对的老师，还是讲教学相长最实在，我与薛滨还主要是"忘年交"。读完《路边的本草记》，先睹为快，即兴说了以上一席话，是为之序。

古稀之叟　张年顺

2016 年 12 月 7 日大雪节于北京

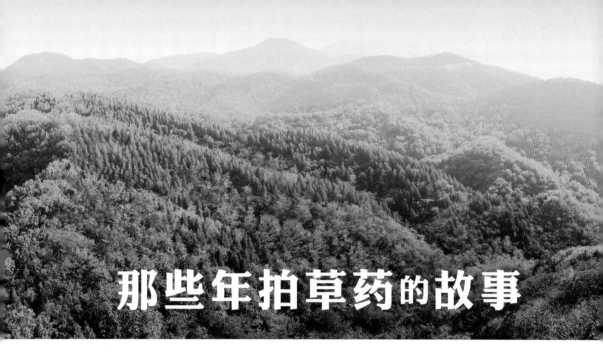

那些年拍草药的故事

说起和户外植物的缘分，好像从很小的时候就开始了。

和那个时代许多人的故事一样，父母支边到了西北一个山沟沟里建设工厂，于是我就拥有了一个整日在大自然里撒欢儿的童年，漫山的花草树木都成了小伙伴们的玩具，用草叶做哨子，用柳枝做笛子，用竹子做弹射枪，用树杈做弹弓，用苍耳做子弹，用蒲草编小动物，用花汁做染料，用树叶做书签和拼贴画……更别说所有的孩子都是吃货，春天会揪着花儿吸花蜜，夏天会摘一种酸酸甜甜的草叶来煮茶，秋天会背着书包去采野果，吃不完的还会加上酒和糖泡起来慢慢吃……如今回忆起来仍是满满的快乐，不免庆幸自己没有生在一个雾霾漫天从幼儿园就开始上补习班的时空里。

稍微长大一点之后，受多才多艺的老爸影响，开始学画画，尤其喜欢中国画的写意花鸟，慢慢开始学着仔细地观察植物，兴趣越发浓厚，那时候并没有想要做艺术工作，倒是常常信誓旦旦地宣称，长大要做个生物学家。可惜后来发现，实在玩不了显微镜，镜下的微观世界对我来说总是一团糟，每次实验课都要靠猜的，最后归结于眼睛的问题，生物学家的梦想也就渐渐远去了。

再后来，到了北京，上学工作之余，仍忍不住游走于各种山野户外，童年经历的影响力是无穷的，无论什么时候，只要看见绿色植物，就会有莫名的亲近感，手里的相机也有意无意地留下了大量的植物照片，只是大部分都不知道叫什么名字，只知道它们很美，各种角度都上相，拍摄它们是件非常愉快的事情。

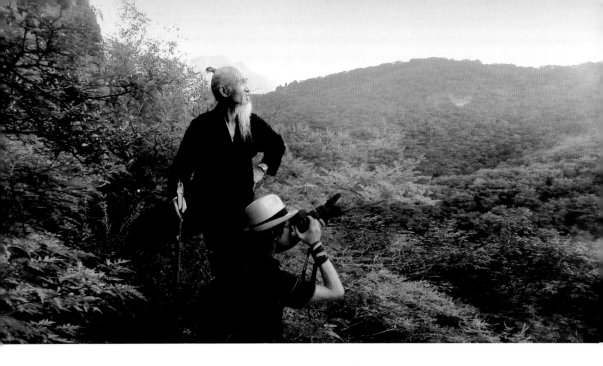

　　直到数年前，因老爸生病，开始接触中医，经历了许多事情之后，有幸拜白云观著名道医伍国治道长为师，开始对中医的知识和应用有更加直接和深入的了解。

　　伍道长自幼在道观学医长大，在山中采药行医多年，后又成为中医泰斗吕炳奎先生的弟子，掌握着大量中草药的传统炮制方法，为了保证药效，至今仍有许多药物是亲手采集和炮制，我便有机会跟随进山采药、制药，认识和拍摄记录下许多药用植物。

　　中医就好像开启了一扇大门，我惊喜地意识到，原来我们一直有另一种思维方式去看待世界，有另一种思考工具去认识和研究生物，并不需要显微镜，也不是从博物学的层面，阴阳五行，性味归经，每个人体感身受的认知，随机而变、灵活多样的应用方式，使得本草学成为一门极具乐趣的学问，而投入大量精力时间去研究植物的，不只是医生，不只是种植者和科学家，历史上的许多文化名人都有涉及，思想家、文学家、艺术家、政治家、道人、僧人，无数著作中都留下了自己的心得体会，不是仅限于科学和技术层面的研究，而是逐渐形成了一个独特而庞大的本草文化体系，从方方面面影响着中国人的生活。

　　在师父带领下，我逐渐接触到辨认、采集、炮制药材和传统丸散膏丹各类剂型药物的制作以及药酒、药膳、药浴等在生活中的应用，他的外治、食疗与药物相结合的治疗手法，在生活中治疗好过在医院中治疗的理念，都成为我受用不尽的财富，衷心感谢师父的谆谆教诲和指引！

就这样带着对中医和植物的喜爱，我开始把拍摄中草药作为一个重要的课题来对待，这时候遇到了另一位老师，中国中医药出版社的老社长张年顺老师。

张老师曾在青海行医8年，后来进入中医药出版系统工作，出版过许多中医药专著。他酷爱中草药，每到一处都会观察记录当地的药用植物，数十年间走遍全国，积累了大量资料。看过我拍摄的一些植物照片之后，张老师建议我从植物学的角度也要多做了解，现代和传统的思维方式未必是矛盾的，在许多方面大可以相辅相成，相互促进。

如果说伍道长是带我走进中医的领路人，张老师就是带我重新认识植物学的启蒙老师。那时的我虽然早已把中学那点植物学知识忘得差不多了，但基于曾经的生物学家梦，加上一向都对跨界交叉的事情有兴趣，于是找来植物学的书一番恶补，经过一段时间之后，我开始明白这样做的好处。所谓"用药如用兵"，用现代生活场景打比方，就像人事经理面试应聘者，传统的方法不纠结于物种，更基于人亲身感觉和经验来判断药效，就像面对面坐下聊天，在谈话中观察对方性格修养和为人处事，从而决定用人的方案。而植物学的方法是先了解履历，对方的种族、民族、家族以及师承、曾经的项目或团队归属，这些会留下明显遗传或传承印迹的信息也很有助于判断一个人的行为特征。传统的方式确实高级，只是也需要有更多的经验和能力，而后者作为辅助对于水平不那么高的我还是有很大意义的，在此当然也要真诚感谢张老师的无私教导和帮助！

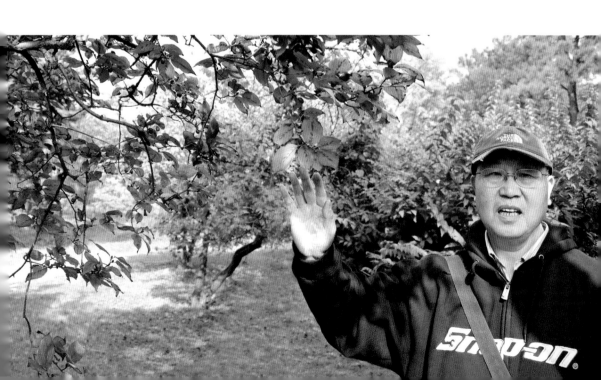

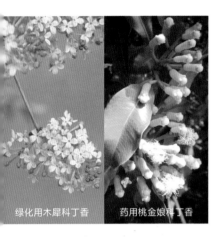

绿化用木犀科丁香　　药用桃金娘科丁香

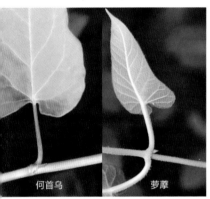

何首乌　　萝藦

后来发生的两件事也证明了这种意义。一次是我在书上看到中药丁香可以降逆止呕治口臭，恰好拍过一组丁香花照片，但查植物学资料时，有的地方说丁香是木犀科，有的地方说丁香是桃金娘科，很奇怪这常见的植物怎么会有差别这么大的说法，于是向张老师求解，张老师当即指出，常见的绿化用丁香是木犀科，而中药丁香主要由非洲桑给巴尔进口，那里的丁香占世界总产量的70%以上，素称丁香岛，但这种其他国家很少见的丁香却是另一种桃金娘科的植物。就这样，避免了一个大笑话。

还有一次，一个喜欢中药的朋友把萝藦认成了何首乌，二者都是爬藤，都有卵状心形的叶子，确实有些相似，但萝藦是萝藦科，何首乌是蓼科植物，蓼科植物都具有膜质的托叶鞘，萝藦科却没有，这种整科植物共有的特征就使何首乌和萝藦很容易区分开。通常这种错误多发生在认识还停留在书中描述、缺乏直观感受和实际经验的阶段，这时候看似机械的植物学知识就会成为很好的辅助工具了。

　　拍草药的日子里，还结识了为记录中医走遍大江南北的摄影大侠、正安聚友会的发起人之一、网名"油麻菜"的黄剑老师，在他组织的医道会期间，在西安神龙中医医院院长、于秦岭采药寻药六十年、正在编写《秦岭本草》的毛水龙老师带领下在陕西终南山采药；后来又随北京植物学会常务理事及药用植物专业委员会主任、"国药泰斗"金世元教授学术继承人李京生老师在北京妙峰山采药，并和正安聚友会以及中医萝卜会等中医爱好者团体的朋友们一起走过了许多地方，慢慢地拍到草药的地方不再限于深山老林，公园里、小河边、小区的绿化带里，有时候就在大路边，甚至许多人的院子里、家里，处处都有中草药的存在。比如有次拜访以弘道体道著称的江苏茅山乾元观，在当家住持尹信慧道长和她的弟子鞠崇学道长的指点下，拍到就生长在大殿旁边的著名的茅苍术；还有一次在以中医外治手法闻名、其实用药水平更高明、也对我助益良多的林杰老师的工作室门外拍到许多草药，那些其实是公园当绿化植物种的，他自己干脆把薄荷养在古董罐子里当装饰摆在桌子上……感谢各位老师、前辈的指导和帮助，也谢谢各位同道和朋友们的支持和陪伴！

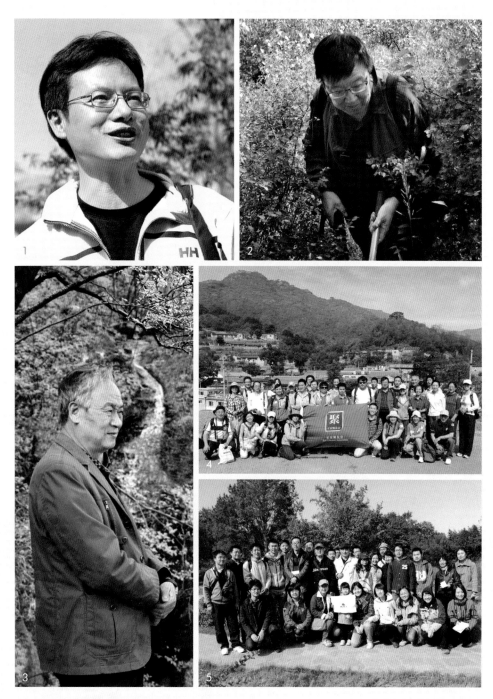

1. 黄剑在陕西楼观台医道会　　2. 李京生在北京妙峰山　　3. 毛水龙在陕西终南山祥峪

4. 正安聚友会北京妙峰山认药活动　　5. 中医萝卜会中科院植物园认药活动

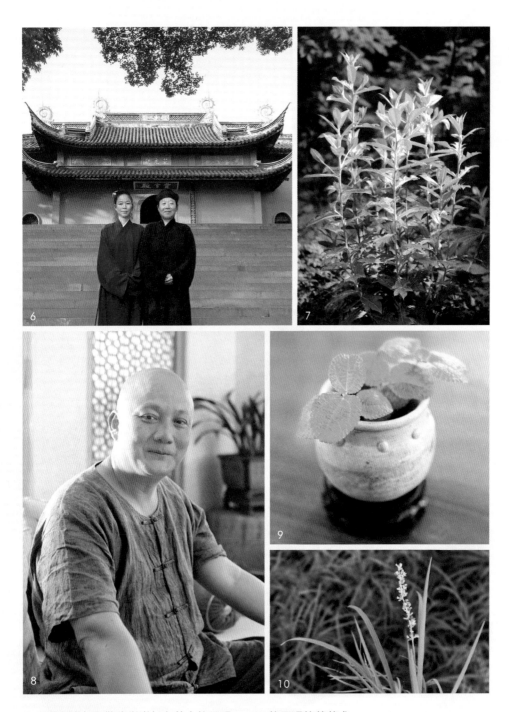

6. 尹信慧道长和鞠崇学道长在茅山乾元观　　7. 乾元观的茅苍术

8. 林杰在北京工作室　　9. 桌上的薄荷　　10. 公园里的沿阶草（块根也作中药麦冬用）

拍摄进行了许久之后，终于有一天，萌发了把平日里就常常能够见到的药用植物照片整理汇集成册的想法，于是就有了这本《路边的本草记》的策划。

当然，做了多年艺术与设计方面工作的我并不适合做一本纯粹学术化或字典式的中医书，自己也十分头痛那些满眼专业术语、气氛过于严肃紧张的教科书，倒是很期待轻松愉快、多角度多方面互动的笔记形式，加上确实也对中医的文化外延很有兴趣，于是搜集整理了许多中药的传说和故事，许多传说一看便知明显不是史实，而是从前的医生为了教育病人或后辈编出来的，且经过历代的传播，被改造成多个版本，在这些或原创或改编的故事中，可以看到人们对药物特性的认识和表达，对美好生活和高尚情操的期望，以及充满了热爱和激情的创造力，当然也有些传说不是出自专业人士，留下一些错误的引导，但如果了解到错在哪里，也不失为很好的反面教材。这些传说放在一起，构成了一部虚构的历史，而这虚构的历史中，蕴含着真实的中医医理药理和人性的真知，虚实交错，正合阴阳之道。

为了配合这部虚构的历史，标题用了章回小说的形式，插图则用了许多历代名画，以及剪纸、年画、木刻、石刻等民间艺术作品的形式，有的名画和作品还做了临摹和改绘，真真假假，亦真亦假，有兴趣的朋友不妨猜猜看，哪些是真，哪些是假？（出处见书末参考资料）

讲过道理之后，具体的应用也是不能少的，学习的乐趣不在于考试得高分，而在于一起玩耍时玩得有料，中药的应用也不仅在于方剂中，饮食、洗浴、外用、闻香等等都大有可为，许多应用方法并不复杂，周末野外郊游之余，带回一些花花草草，享受一餐野菜药膳，也是件很有乐趣的事吧。至于配图则采用了网络游戏道具的视角和效果，融入些传统造型和版画的风味，更为各种游戏安排了不同的用具、茶具、厨具和餐具，很是花了一番力气，只为大家看得开心，看得动心。而后还用地图标注了书中植物生长的环境，用日历列出了花期果期及药材成熟的时间段，如果你有兴趣有时间，不如行动，开始自己的本草之旅吧！

薛滨

2015 年 7 月

图例

　　本书收录了 50 种常见的药用植物，每种以 4 页的篇幅进行介绍，分别为植物概述、植物形态辨别、传说故事、医药应用及日常应用方法。

　　其中植物概述页以简称和色块标注其属性，在此图例说明如下。

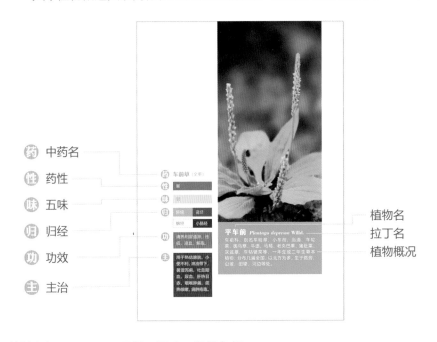

药性色标：　　　　五行、五味、归经色标：

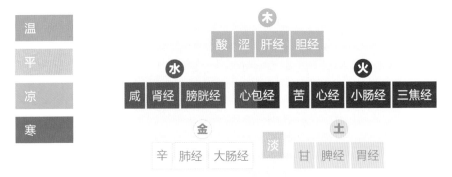

注：心包经从冬至到夏至属水，从夏至到冬至属火

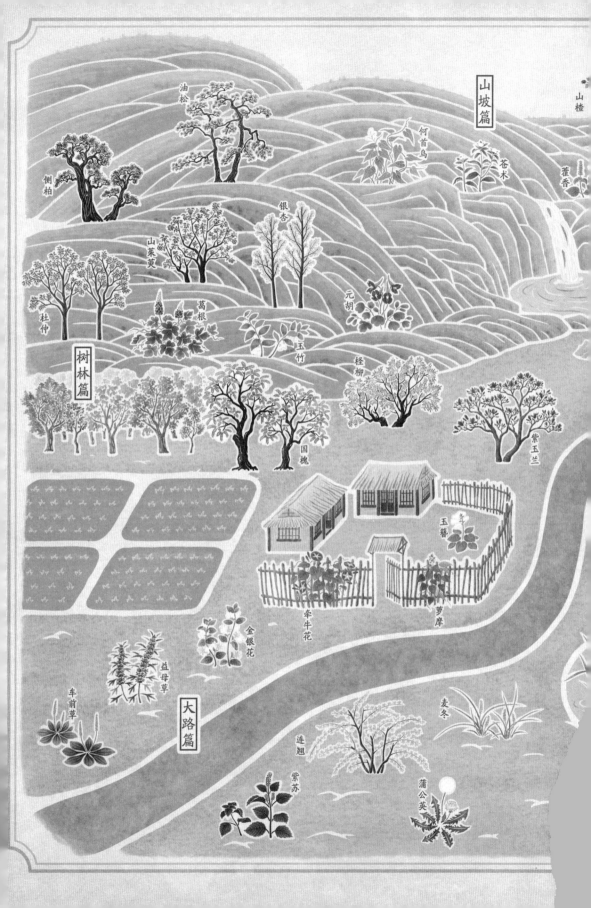

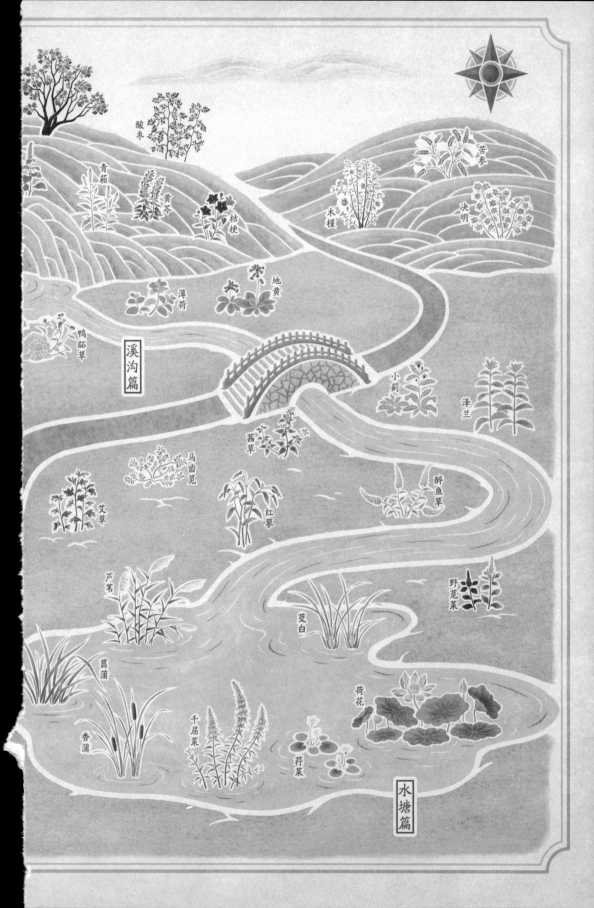

目录

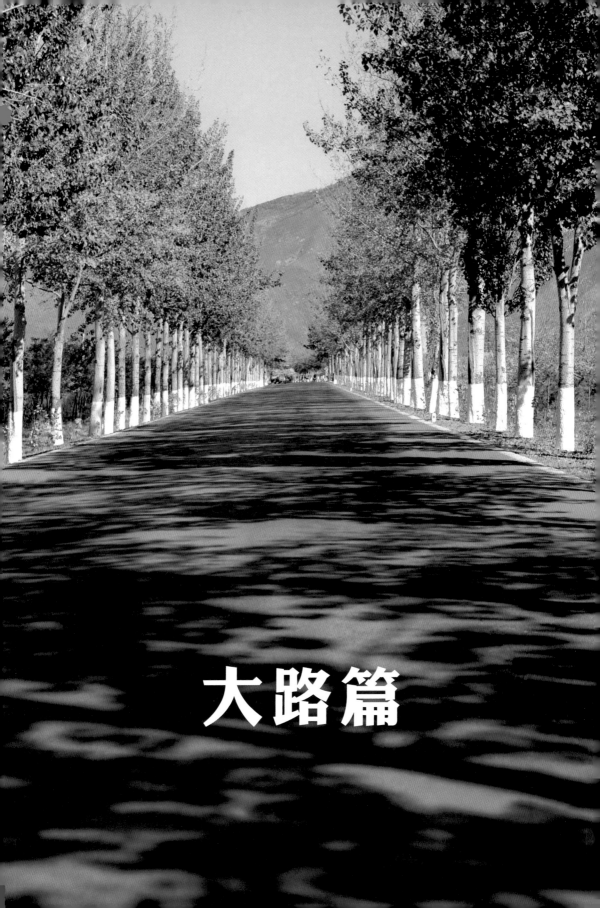

大路篇

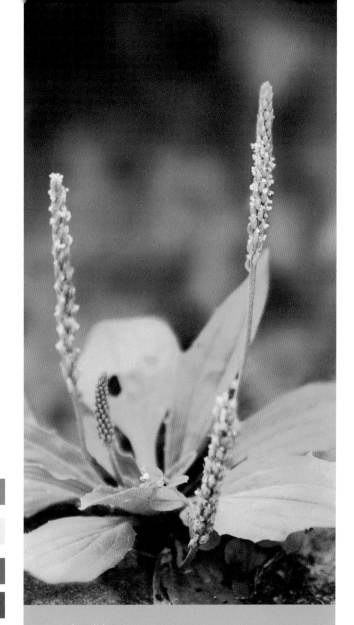

 车前草（全草）

性 寒

味 甘

归 肝经 肾经
肺经 小肠经

功 清热利尿通淋，祛痰，凉血，解毒。

主 用于热结膀胱，小便不利，淋浊带下，暑湿泻痢，吐血衄血，尿血，肝热目赤，咽喉肿痛，痰热咳嗽，痈肿疮毒。

平车前 *Plantago depressa* Willd.

车前科，别名车前草、小车前、当道、车轮菜、医马草、牛遗、马舄、老夹巴草、猪肚菜、灰盆草、车轱辘菜等，一年生或二年生草本植物，分布几遍全国，以北方为多。生于路旁、山坡、田埂、河边等处。

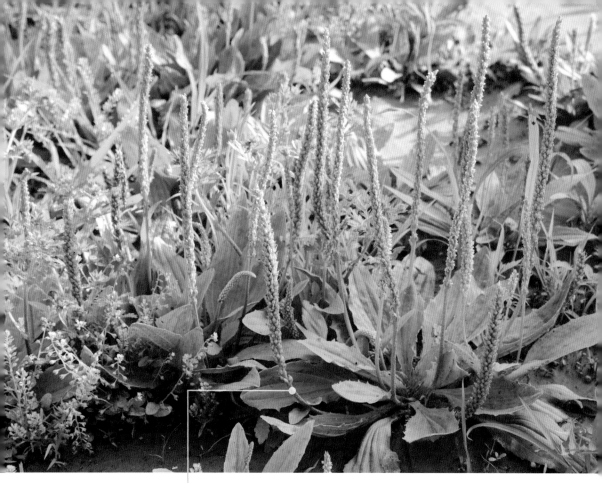

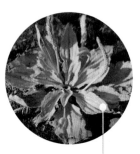

辨别

连花茎可高达 50 厘米。圆柱形直根长，具多数侧根，多少肉质。根茎短。叶基生呈莲座状，平卧、斜展或直立；叶片椭圆形、椭圆状披针形或卵状披针形，长 3~12 厘米，宽 1~3.5 厘米，先端尖或钝，基部狭窄，边缘具浅波状钝齿、不规则锯齿或牙齿，常具 5~7 条弧形脉；叶柄长 2~6 厘米。

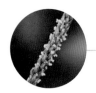

花茎数个，有疏毛，穗状花序细圆柱状；花冠白色，无毛，冠筒等长或略长于萼片，裂片极小，椭圆形或卵形，于花后反折。蒴果卵状圆锥形，于基部上方周裂。种子 4~5，近椭圆形，黄褐色至黑色。花期 5~7 月，果期 7~9 月。

同属植物车前 Plantago asiatica L.、大车前 Plantago major L. 亦作中药车前草用，区别是叶片较宽大，叶柄较长，须根多数。

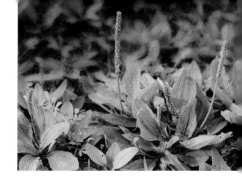

车前得药幸解困中兵

车前草古称"芣苢（fú yǐ）"，《诗经·周南·芣苢》中描绘了人们采摘时的欢乐画面：

采采芣苢，薄言采之。采采芣苢，薄言有之。
采采芣苢，薄言掇之。采采芣苢，薄言捋之。
采采芣苢，薄言袺之。采采芣苢，薄言襭之。

这说明在两千年前车前草就已作为食物和药物被人们所熟知，而后来被称为车前草，则有不少的故事。

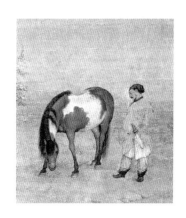

传说西汉时有位名将叫马武，在一次戍边征战中被敌围困，暑热蒸人，缺食少水，人马纷纷病倒，肚子胀痛，尿痛血红。有一天马夫张勇忽然发现有三匹马病情好转，经观察发现马啃食了一种猪耳形的野草，于是报告了马武，马武大喜，立即号令全军服用，很快人马痊愈，杀出重围。因为这种草是生长在停放的战车面前，所以就将这种野草取名为"车前草"了。

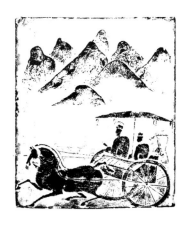

百里寻草不识庭下药

车前草极为常见，反而常被人忽视，传说有个官员患咳嗽，不惜千金买药，却久治无效，后来偶遇一医生，诊后说这病需要一种神药，钱再多也无处买，只有具诚心慧眼者才能得到，须在端午节这天，择吉时乘车向西疾驰百里，停车时车轮前面便是此药。

端午节这天，这位官员乘车百里，果然在车前发现了一种草，可官员觉得这种草好像见过，恍惚记得府邸院子里的石缝间就有，自己还曾斥责园丁除草不净，回来一看果然是同一种草。官员疑窦丛生，难道这寻常杂草就是神药？但还是吃了这药，病真的好了。过了一阵子他又病了，这回他就到院子里拔了几株煎水喝，发现效果是一样的，才明白医生的良苦用心，良药就在眼前，百里寻药不过是告诉他不要只迷信金钱，却对日常事物无知无觉、熟视无睹，于是就把这种草叫做车前草，并嘱咐园丁再不要把它当杂草拔了。

应用

车前草为清热利水要药，现代研究亦发现它有一定抗菌抗炎作用，内服外用均可，因其常见，也多鲜用。车前草种子称"车前子"，用于眼疾时明目作用强于全草，其他清热利尿作用基本相同，临床用药时可以相互代替，但应注意用量上的差别。

注意： 凡内伤劳倦，阳气下陷，肾虚精滑及内无湿热者，慎服。

车前草茶、粥

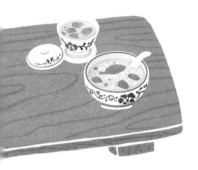

车前草在许多地方都被当做一种鲜美的野菜，春天采了它的嫩叶，用开水烫过，调味凉拌，味道都是非常鲜美的。而加入不同配料煎茶、熬粥、煮汤，则可针对性地对一些疾病进行调养。

茶：车前草 100 克，竹叶心、生甘草各 10 克，白糖适量，煎汤代茶，每日 1 剂，对泌尿系感染、病毒性肝炎等有一定疗效。

粥：鲜车前草 30 克，大米 50 克，葱白 2 茎。将车前叶、葱白择洗净，放入药罐浸 5~10 分钟，水煎取汁，加大米煮为稀粥服食，每日 1 剂，连续 5~7 天。此粥可利湿通淋、清热明目，适用于热结膀胱引起的小便不利、淋沥涩痛，肝经风热引起的目赤肿痛，及暑热泻泄，肺热咳嗽等。

车前草猪小肚汤

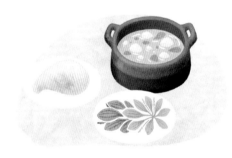

鲜车前草 60~90 克，猪小肚（猪膀胱）200 克，食盐少许。将猪小肚切成小块，加清水适量与车前草煲汤，用食盐调味，饮汤食猪小肚。每日 2 次。

此汤清热利湿、利尿通淋，适合膀胱炎、尿道炎患者食用。

枸杞大枣车前草汤

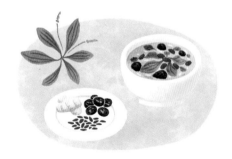

车前草 200 克、姜 1 块、大枣 30 克、枸杞 20 克。将车前草用清水洗净，加姜块，和 1500 毫升水，大火煮沸，加入大枣，大火再次煮滚，转小火继续煮 20 分钟。最后加入枸杞，再煮 10 分钟左右。

车前草与大枣、枸杞配伍，能清热解毒、养肝滋阴，尤其适合用眼过度者、老人食用。

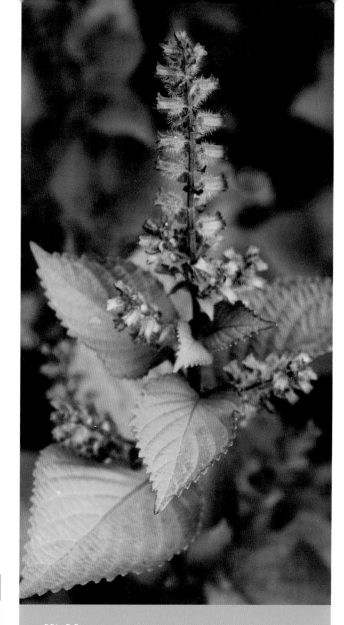

 药 **紫苏叶** (叶)

 性 温

 味 辛

归 肺经　脾经

功 解表散寒，行气和胃。

主 用于风寒感冒，咳嗽呕恶，妊娠呕吐，鱼蟹中毒。

紫苏 *Perilla frutescens* (L.) Britt.
唇形科，别名荏、桂荏、赤苏、白苏、香苏、青苏、黑苏、红勾苏、苏麻、野藿麻等，一年生草本植物，具有特异的芳香，全国各地广泛栽培。野生于路旁、山坡、田野、园边，随处可采。

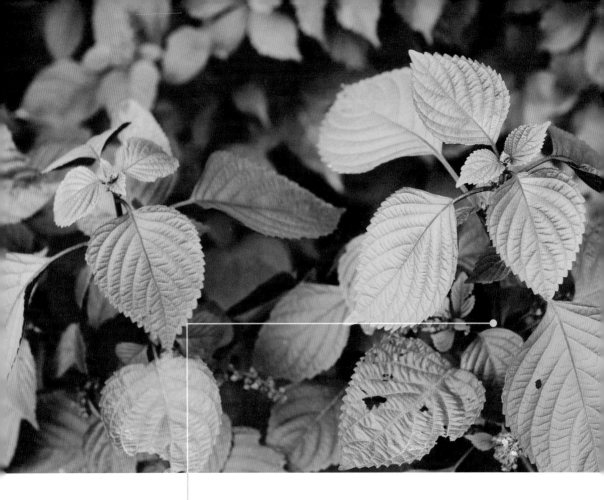

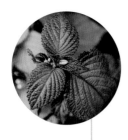

辨别

高 0.3~2 米。茎直立，绿色或紫色，钝四棱形，具四槽，密被长柔毛。

叶阔卵形或圆形，长 7~13 厘米，宽 4.5~10 厘米，先端短尖或突尖，基部圆形或阔楔形，边缘在基部以上有粗锯齿，膜质或草质，两面绿色或紫色，或仅下面紫色。

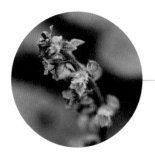

轮伞花序 2 花，组成密被长柔毛、偏向一侧的顶生及腋生总状花序。花冠白色至紫红色，长 3~4 毫米，冠筒短，长 2~2.5 毫米，喉部斜钟形，冠檐近二唇形。小坚果近球形，灰褐，直径 1.5 毫米，具网纹。花期 8~11 月，果期 8~12 月。

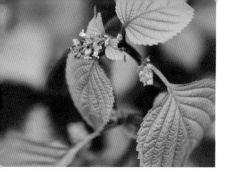

华佗观獭紫舒解鱼毒

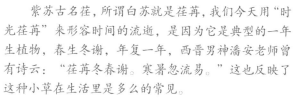

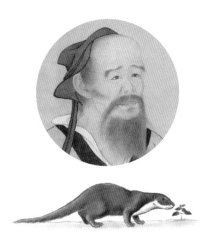

紫苏古名荏，所谓白苏就是荏苒，我们今天用"时光荏苒"来形容时间的流逝，是因为它是典型的一年生植物，春生冬谢，年复一年，西晋男神潘安老师曾有诗云："荏苒冬春谢。寒暑忽流易。"这也反映了这种小草在生活里是多么的常见。

紫苏作为药物最著名的传说来自于华佗。相传华佗有一次采药时，见一小水獭吞吃了一条鱼，肚胀如鼓，显得很难受。它爬到岸上，吃了些紫色的草叶，不久便没事了，他想可能这种紫色草能解鱼毒。后来，华佗遇到一群青年比赛吃螃蟹，他劝告无果，半夜青年们肚子疼起来，华佗使用那种紫色草煎汤给他们服下，果然见效。有人问这是什么药，华佗说："紫舒。"意思是紫色的令腹中舒服的草。因字音相近，又属草类，流传日久，渐渐就变成紫苏了。

名厨秘宝饮子称第一

紫苏除了药用，也很早就在鱼羹中起着解腥增鲜提味作用，传说古代有一名厨，所做的鱼羹与众不同，不但肉质细嫩，还极鲜香，令人百食不厌。有人暗中观察，发现他做菜时总是放一些紫红色叶子，上桌时却将叶子全捞出。秘密被传播开来，人们知道了紫苏原是鲜味佳品，汉代枚乘《七发》赋中就有了"鲤鱼片缀紫苏"的名句。李时珍说"紫苏嫩时有叶，和蔬茹之，或盐及梅卤作菹食甚香，夏日做熟汤饮之"，则道出紫苏的三种吃法：裹菜生食（茹）、腌渍（菹）和冲煮饮用。

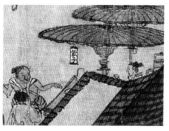

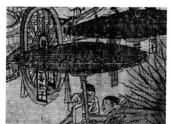

用紫苏叶泡茶饮用，古代曾极为盛行。杜甫有诗："饮子频通汗，怀君相报珠"，古人称汤药饮料为饮子。在《清明上河图》上也能看到两处"饮子"小摊，宋仁宗时期曾组织对各种口味和功效的汤饮进行品评排名，最后昭示天下的结果则是"以紫苏熟水为第一"。

应用

　　《本草汇言》载：紫苏，散寒气，清肺气，宽中气，安胎气，下结气，化痰气，乃治气之神药也。其不同部位又略有不同：苏叶偏宣散，善解肌发表，疗伤风伤寒、湿热脚气等邪在表者；苏梗（茎）偏宣通，能理气宽中、和血安胎，治脾胃气滞、胎动不安；苏子（果）主降气，质润多油，可清利郁痰、降火、平喘、润肠。三者都可解鱼蟹毒。

　　注意： 煎汤时不宜久煎。紫苏会耗气伤阴，气弱表虚及阴虚发热者慎用，脾胃虚寒、腹泻便溏者不可多用、久用。

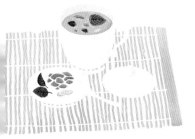

紫苏茶

　　取新鲜紫苏叶三五片，洗净沥干，用开水冲泡，根据个人口味加入适量蜂蜜或白糖，代茶饮用，可增强食欲，助消化，防暑降温，还可预防风寒感冒。

　　也可用紫苏叶三五片，两片生姜，少许陈皮，再加两勺红糖，用开水冲泡10分钟后，趁热喝下，可缓解因受凉感冒表现出的腹胀、腹痛、消化不良等症状。

紫苏粥

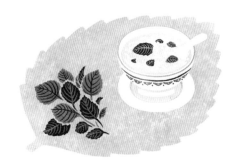

　　粳米100克，紫苏叶15克。以粳米煮稀粥，粥成入紫苏叶稍煮，加入红糖搅匀即成。

　　紫苏叶开宣肺气、发表散寒、行气宽中，与健脾胃的粳米相配成粥，能止咳定喘，适用于表虚复受寒邪而致的咳喘、痰多、胸闷不舒、食少等症。

紫苏煎黄瓜

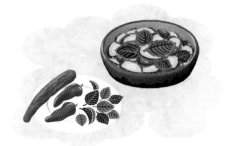

　　黄瓜500克，鲜紫苏30克，大红椒适量。将黄瓜洗净，稍去粗皮，用斜刀切大片，紫苏和红椒洗净稍切。将黄瓜片煎至两面发黄软嫩，放入蒜茸再放入高汤，调好味，用小火将汤焖干入味，最后放入紫苏末、红椒颗粒炒匀即可。

　　此为湘菜菜系中的一道名菜，口感独特，更兼营养和行气除湿的保健功效。

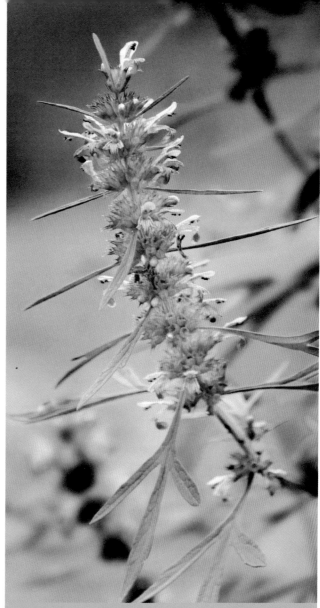

药 益母草（全草）

性 微寒

味 辛　苦

归 心包经　肝经　膀胱经

功 活血调经，利尿消肿，清热解毒。

主 用于月经不调，痛经经闭，恶露不尽，水肿尿少，疮疡肿毒。

益母草 *Leonurus artemisia* (Laur.) S. Y. Hu
唇形科，别名蓷、茺蔚、益明、益母蒿、红花艾、坤草、云母草、小暑草等，一年或二年生草本植物，全国大部分地区均有分布。生于路旁、荒地、田埂、山坡、草地、河边等处，以向阳处为多。

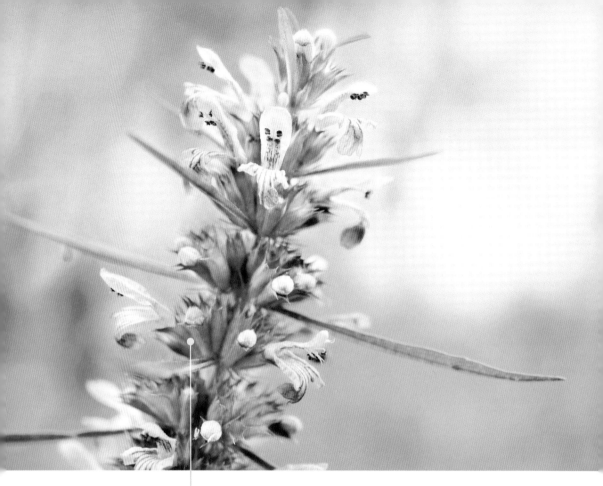

辨别

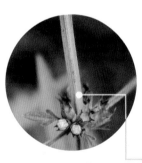

　　轮伞花序腋生，具 8~15 花，多数远离而组成长穗状花序；花冠唇形，粉红至淡紫红色。小坚果长圆状三棱形，长 2.5 毫米，淡褐色，光滑。花期 6~9 月，果期 9~10 月。

　　茎直立，钝四棱形，微具槽，有倒向糙伏毛，多分枝，或仅于茎中部以上有能育的小枝条。

　　叶轮廓变化很大，花序最上部的苞叶近于无柄，线形或线状披针形；茎中部叶轮廓为菱形，较小，通常分裂成 3 个或偶有多个长圆状线形的裂片，基部狭楔形；茎下部叶轮廓为卵形，基部宽楔形，掌状 3 裂，裂片呈长圆状菱形至卵圆形。

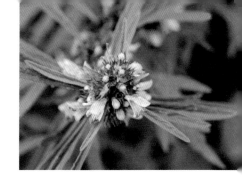

孝子求药偷认益母草

益母草本是路边常见的野草，夏季开花，节节拔高，低者及腰，高者可以长到两米以上，婷婷而立，绿叶紫花，淡淡清香，十分可爱。益母草名字的来历，多与孝道有关。一个故事说有个叫茺蔚的孩子，进山采药给娘治病，在古寺高僧的帮助下找到了草药，于是益母草也称"茺蔚"，种籽称做"茺蔚子"。

另一个传说的主角是隋唐英雄程咬金，他幼年丧父，家境贫困，母亲患产后瘀血疼痛积年不愈，程咬金靠卖竹耙赚钱为母治病，后来遇到一位郎中的药十分有效，无奈程咬金银子太少，熬了数夜编的竹耙也只刚刚够买两剂，于是老程同学悄悄尾随郎中采药，记下所采草药的样子和地点，过后再去采来煎药，终于治好了老母的病，从此便称之为"益母草"。

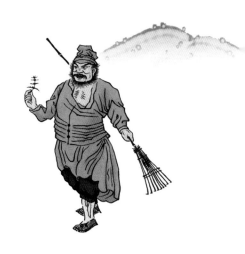

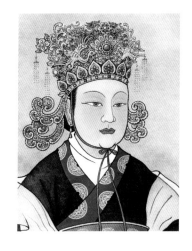

女皇美容秘炼留颜方

这些传说代代流传，弘扬着中华民族的传统美德，不过其实益母草的药用超过两千年，《神农本草经》中将其列为上品，隋唐时已应用非常广泛，不仅用于利尿消肿、活血调经及妇科诸证，也用于美容护肤。

一代女皇武则天曾得唐太宗赐号"武媚"，被后世称为"媚娘"，她天生丽质，也极精美容之术，直到70多岁高龄仍容颜不衰，传说一个养颜秘方功不可没——大圣皇后炼益母草留颜方，唐代医书《外台秘要》中记录了这个秘方，其主药就是益母草。制作方法是五月五日采益母草全株，不能带土，洗净晒干，烧成灰，加水和成鸡蛋大的团子，再晒干，然后用四旁开窍的黄泥小火炉，上下置炭火，小火煨一昼夜，忌猛火，药丸烧黄便无效了，以白色细腻为佳，凉后置白瓷器中，用玉槌或鹿角槌研粉，绢纱筛细，连续三日，收取储存在干燥器皿中。用此药慢慢洗脸洗手，长期坚持就会皮肤洁白如玉，容颜常驻。

应用

《本草纲目》：益母草之根、茎、花、叶、实，并皆入药，可同用。若治手、足厥阴血分风热，明目益精，调妇人经脉，则单用茺蔚子为良，若治肿毒疮疡，消水行血，妇人胎产诸病，则宜并用为良。盖其根、茎、花、叶专于行，而其子则行中有补故也。

注意：　孕妇忌用。无瘀滞及阴虚血少者忌用。忌铁器。

益母草膏

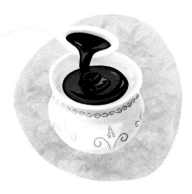

传统的益母草膏是用益母草全草经熬制而成的煎膏，每 100 克清膏中加入 200 克红糖作为赋形剂和甜味剂。单纯的益母草因为性微寒，有清热解毒、利水通便的作用，对于女性由湿热引起的月经不调、盆腔炎症等有一定疗效，但因其力量单一，大多配合其他药物共同使用。益母草膏中的红糖具有益气养血、健脾暖胃、驱风散寒、活血化瘀的功效。益母草膏因为加入了红糖，抵消了益母草的寒性，所以减弱了清热的力度，反而增添了暖宫散寒的作用。因此，对于因为气血不足、下焦虚寒、血瘀不畅引起的月经量少、痛经等有明显的治疗效果。

益母草除痘面膜

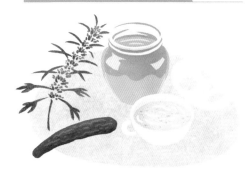

初夏采益母草枝叶晾干备用。黄瓜一根，蜂蜜适量。用时取适量干益母草碾为粉末，放入碗中。将黄瓜削皮切小段榨汁放入益母草粉中。放入适量的蜂蜜进行搅拌，调成糊状，以盛起可缓慢下滑为度。晚上清洁面部后敷在脸上一定的厚度，干后洗去。长期使用此法可祛痘嫩肤。

益母草活血养颜汤

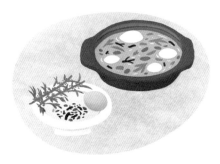

鸡蛋 4 只，煮熟去壳，将益母草 30 克，桑寄生 30 克洗净，然后把熟鸡蛋、益母草和桑寄生放进砂锅内，用文火煮沸，半小时后，放入冰糖，煲至冰糖溶化。服法：除去汤中益母草和桑寄生，吃蛋饮汤。此方补肝养血，妇女宜于在经前、经后饮用效果更佳，也可用鹌鹑蛋代替鸡蛋。

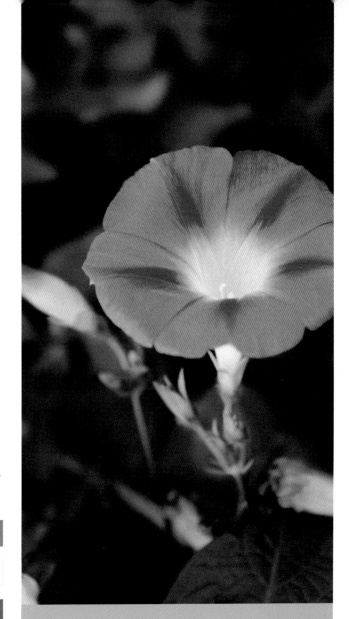

圆叶牵牛 *Pharbitis purpurea* (L.) Voigt
旋花科，别名喇叭花、碗公花、打碗花、勤娘子、朝颜花、筋角拉子，一年生缠绕草本植物，全国大部分地区均见栽培。也常野生于路边宅旁、山坡灌丛、干燥河谷等处，向阳及温暖处更多。

药 牵牛子、二丑、黑白丑（种子）

性 寒

味 苦　辛

归 肺经　肾经
　　大肠经

功 泻水通便，消痰涤饮，杀虫攻积。

主 用于水肿胀满，二便不通，痰饮积聚，气逆喘咳，虫积腹痛。

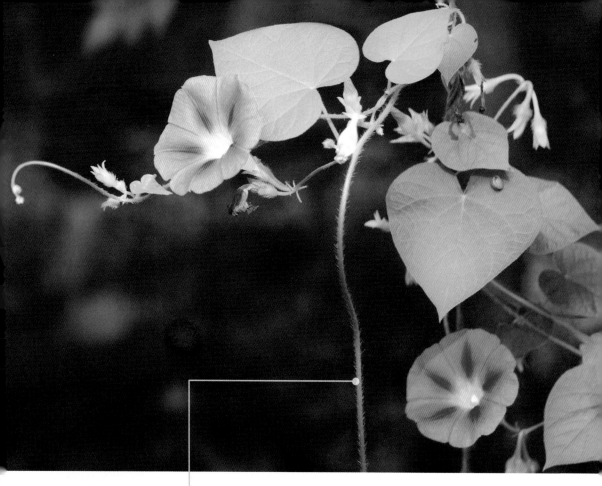

辨别

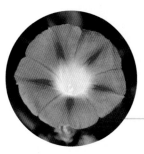

　　茎左旋，长 2 米以上，被倒向的短柔毛及杂有倒向或开展的长硬毛。

　　花腋生，单一或通常 2~5 朵着生于花序梗顶成伞形聚伞花序；花冠漏斗状，蓝紫色或紫红色，花冠管色淡；雄蕊及花柱内藏。蒴果近球形，直径 9~10 毫米，3 瓣裂。种子卵状三棱形，长约 5 毫米，黑褐色或米黄色，被褐色短绒毛。花期 7~9 月，果期 8~10 月。

　　叶宽卵形或近圆形，深或浅的 3 裂，偶 5 裂。根据叶片形状不同可区分三种牵牛，中间裂片内凹为牵牛，裂叶其中间裂片不内凹的为裂叶牵牛，不裂叶且全缘的为圆叶牵牛。

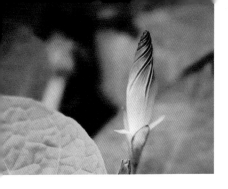

宝山放牛显化喇叭花

牵牛就是喇叭花，是一种常见到可以勾起任何一个人童年记忆的植物，它善于缠绕，清晨开放，所以又名勤娘子，但花色善变，不堪日晒，及午即休，所以又名朝颜花。但这样一种娇弱柔美的植物为何会有"牵牛"这样和柔弱不相干的名字，还有着许多的传说。

一个故事说从前有座伏牛山，山下住着一对孪生姐妹，有一次耕地时挖到了一个宝贝银喇叭，一个老神仙现身告诉她们伏牛山里封着一百头神牛，这天夜里就会变成金牛，银喇叭是开山眼的钥匙，抱出金牛就可以发财，吹起喇叭牛会活过来，但天一亮山眼就会重新封住。姐妹俩决定把牛都变活放出来送给乡亲们，结果在最后一头牛牵出来时被封在了山眼里，银喇叭变成了一朵花，人们为了纪念姐妹俩，就把这种喇叭形的花叫做"牵牛花"了。

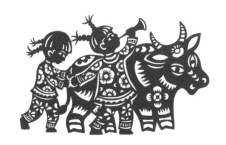

牵牛谢药隐名黑白丑

牵牛作为药用植物的历史也很久远，南梁陶弘景《名医别录》云："本品始出田野人牵牛谢药，故以名之。"这就是另一个故事了：

传说河北晋州李庄有个农人叫李虎，身长力大，却得了臌胀病，多次诊治无果，最后请来山西潞州府一个老郎中，老郎中开了个药方："用野喇叭花籽煎汤服用。"李虎一家从来没听过这种药，老郎中说："在我的老家门口就有这种野花，它的花籽就是此药。可以派人到我家取来。"李虎妻子依言取药，果然见效。后来李虎牵了一头牛来到老郎中家，千恩万谢，要把牛送给老郎中，并问治病吃的是什么药，原本这种野喇叭花还没有名字，老郎中说，这种花籽属攻逐峻泻之剂，力能牵牛，今日病人又牵牛上门，不如就叫"牵牛花"吧！至于后来又称"黑白丑"，李时珍解释说："近人隐其名为黑丑白丑者，盖以丑属牛也。"

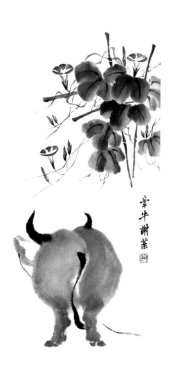

牵牛谢药

应用

牵牛子善泄湿热，通利水道，亦走大便，是逐水导滞、利水消肿、通利二便的良药，李时珍言其能"达命门，走精隧"，"能走气分，通三焦"，凡湿热、痰饮、水气、虫积诸邪，俱能驱之下行从大小便分而泄出，所以"治水气在肺，喘满肿胀，下焦郁遏，腰背胀肿，及大肠风秘气秘，卓有殊功"，但也反对滥用牵牛子，因其属攻逐峻泻之剂，只可用于体壮邪盛者，"病在血分，及脾胃虚弱而痞满者，则不可取快一时，及常服暗伤元气也。"

牵牛子生用力峻，有小毒，临床上也常用经过炒制后的熟牵牛子，一可减其毒性，二可缓其燥烈，三可去其辛辣刺激之味。

注意： 孕妇及脾胃虚弱者禁服。不宜与巴豆、巴豆霜同用。牵牛子功于泻下，服后便溏是正常现象，应在医生指导下服用。

牵牛子脐贴

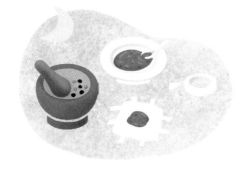

取熟牵牛子7粒捣成粉末，用温水调成糊状，临睡前敷在小儿肚脐上，再用纱布胶带固定。

用于治疗小儿夜啼，适用于白天饮食活动正常，黑夜入睡则开始哭闹，天明即止，而经医院检查又无其他异常的小儿，大多敷后当夜就能止哭。

黑丑去雀斑方

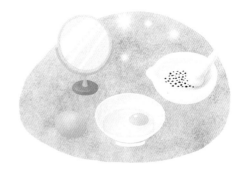

黑牵牛子适量，鸡蛋清适量。将黑牵牛子去壳研末，与鸡蛋清调匀，于临睡前将调好的黑牵牛蛋清糊涂抹在脸上雀斑处，注意不要将药物涂在眉毛、嘴唇处，晨起洗去。

久用可使雀斑退去，并使皮肤光滑。

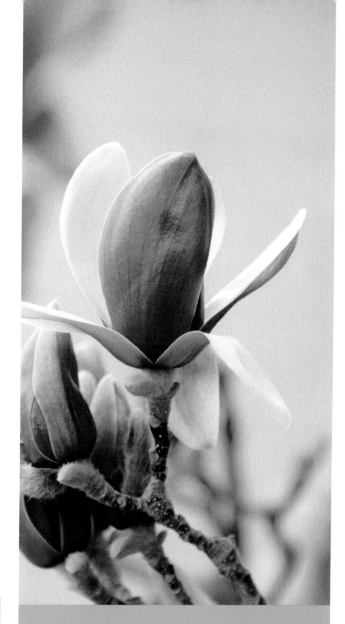

 辛夷（花蕾）

 温

 辛

 肺经　胃经

 散风寒，通鼻窍。

用于风寒头痛，鼻塞流涕，鼻鼽，鼻渊。

紫玉兰 *Magnolia liliflora Desr.*

木兰科，别名玉兰花、木兰、木笔、望春、玉堂春等，落叶灌木，原产于中国湖北、福建、四川、云南西北等地，现全国各地园林广泛栽培。喜生长于温暖向阳、湿润而排水良好的地方。

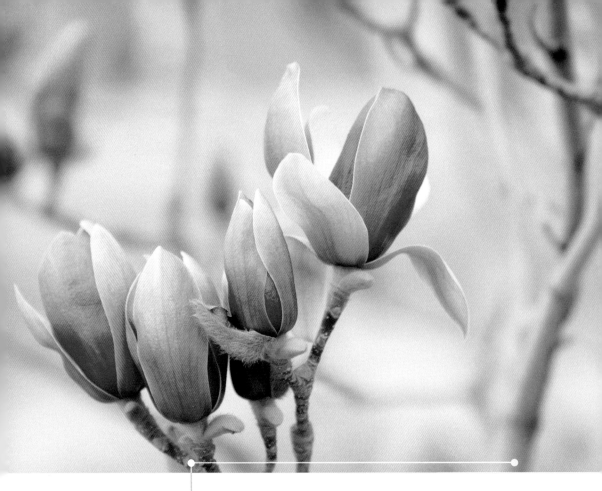

辨别

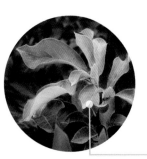

　　植株高达 3~5 米，常丛生。干皮灰褐色；小枝紫褐色，芽有细毛。

　　叶倒卵形或椭圆状卵形，先端急尖或渐尖，基部楔形，全缘，上面深绿色，下面灰绿色；叶柄粗短。

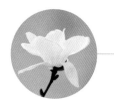

　　花蕾卵圆形，被淡黄色绢毛。花于叶前开放，或近同时开放，单生于小枝顶端，直立，瓶形，芳香；花被片 9，最外轮萼片状，紫绿色，其余倒卵形，长 8~10 厘米，外面紫色或紫红色，内面白色。聚合果圆柱形，长 7~10 厘米；成熟蓇葖近圆球形，顶端具短喙。花期 3~4 月，果期 8~9 月。

　　玉兰花有紫红、白、黄等多种颜色不同品种，药用辛夷多用紫玉兰、望春玉兰、武当玉兰、玉兰等的花蕾。

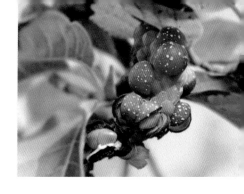

计凿盐仓玉兰化花树

玉兰花是中国特有的园林花木，远在春秋时期就已种植，屈原《离骚》中有名句"朝饮木兰之坠露兮，夕餐菊之落英"，其中的木兰指的就是玉兰。

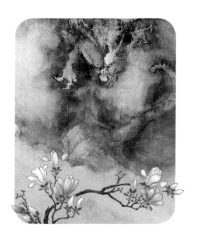

不知道为什么，关于玉兰的传说把张家界和海盐拉上了关系，说有三个姐妹，分别叫紫玉兰、白玉兰和黄玉兰，有天去张家界游玩，发现一片死寂，询问得知秦始皇赶山填海，在张家界被龙王女儿骗走赶山金鞭，一怒杀死龙女，龙王迁怒张家界，锁了盐库不让张家界人吃盐，导致病死了许多人。三姐妹决定帮忙讨盐，在遭到龙王拒绝后，三姐妹用自己酿制的花香迷倒了看守盐仓的蟹将军，趁机将盐仓凿穿，把所有的盐都浸入海水中。张家界人得救了，三姐妹却被龙王变作花树，人们为了纪念她们，就将那种花树叫作"玉兰花"。

辛亥过夷儒生疗鼻疾

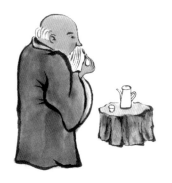

而"辛夷"的名称则来自一位幸运的患者，传说古时一姓秦的儒生得了怪病，经常头昏头痛，鼻子流脓流涕，腥臭难闻，十分苦恼，于是四处求医，但走了很多地方都没有治好。

后来这位儒生路过一个夷人居住的地方，遇见一白发老翁，老翁得知他的情况后在房前一株树木上采了几朵紫红色的花苞，要他每天早晚采几朵煮汤先熏后吃，他遵嘱连服半月，果然灵验，脓涕自此消退，头也不痛了，积年鼻疾告愈。儒生便向老人要了些种子带回家种在房前屋后，遇有鼻疾的人，他就用这种药给人治病，都收到了显著疗效，因此也成了当地有名的医生。人们觉得这种药很奇怪，先开花后长叶，就问它叫什么名字，但他当年忘记问老人了，想了想这是辛亥年从夷人那里得到的，便给药取名叫"辛夷花"。

应用

《本草纲目》载：辛夷之辛温走气而入肺，其体轻浮，能助胃中清阳上行通于天，所以能温中治头面目鼻之病。现代中医用它来治疗急性和慢性鼻炎、过敏性鼻炎、肥厚性鼻炎、鼻窦炎、副鼻窦炎等，以辛夷花为主药，辨证辅以白芷、防风、藁本、柴胡、苍耳子，均有较好疗效。

注意： 阴虚火旺者、气虚者忌服。辛夷与五石脂相克，不宜与菖蒲、蒲黄、黄连、石膏同用。

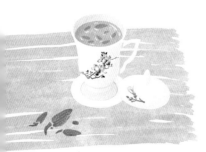

辛夷热红茶

辛夷花 3 克，红茶 2 克，红糖 15 克。

先将辛夷花拣杂，晒干，与红茶同放入杯中，用刚煮沸的开水冲泡，加盖闷 15 分钟，加入适量红糖，拌匀即成。代茶频频饮用。一般可冲泡 3~5 次，红糖视冲泡次数分配。

此茶对风寒型单纯性慢性鼻炎尤为适宜。

辛夷煮鸡蛋

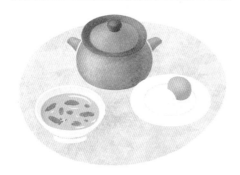

辛夷花 10 克，鸡蛋 2 个。将辛夷花放入砂锅加清水 2 碗，煎取 1 碗。鸡蛋煮熟去壳，刺小孔数个。将砂锅复置火上，倒入药汁煮沸，再放入鸡蛋同煮片刻即可。服法：饮汤吃蛋。此为 1 日量，分 2 次服食。此药膳有疏风通窍的功效，适用于慢性鼻窦炎、流脓涕等症。

辛夷花鱼头汤

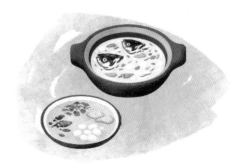

鱼头 2 只（150 克），辛夷花 12 克，细辛 3 克，白芷 2 克，生姜 15 克。各物分别洗净，鱼头去鳃，煎至微黄，溅入少许清水，铲起。先把药材和清水 2500 毫升（10 碗量）武火煲沸后，改为文火煲 1 个半小时，下鱼头滚约 10 分钟，下盐、油便可。此汤可祛风散寒，宣通鼻窍。

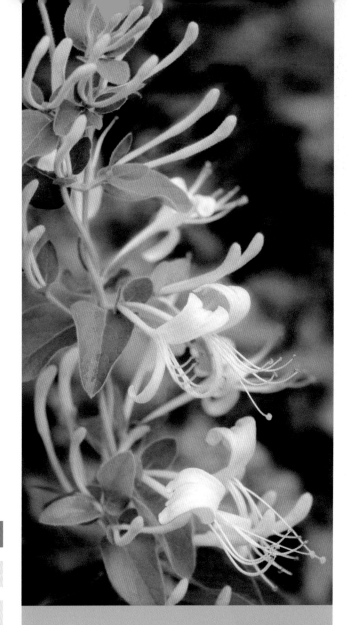

药 金银花（花蕾）

性 寒

味 甘

归 肺经　胃经

心经

功 清热解毒，疏散风热。

主 用于痈肿疔疮，喉痹，丹毒，热毒血痢，风热感冒，温病发热。

忍冬 *Lonicera japonica Thunb.*
忍冬科，别名金银花、金银藤、右转藤、子风藤、鸳鸯藤、二花、二宝花等，多年生半常绿缠绕木质藤本植物，我国各地均有分布。生于山足路旁、村寨旁、村庄篱笆边、山坡疏林中及灌木丛中。

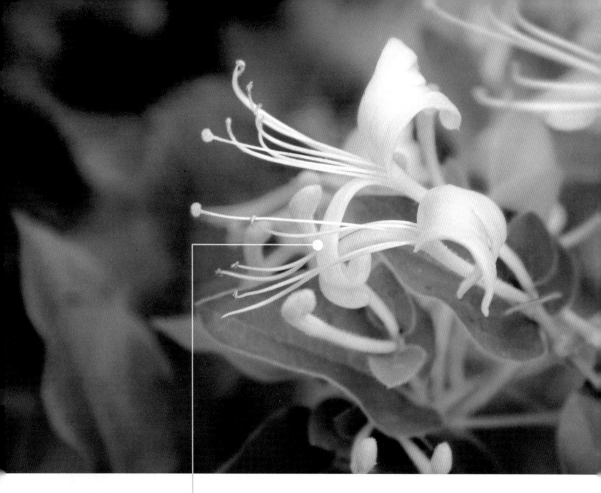

辨别

花成对生于叶腋，芳香，开放花朵筒状；苞片叶状；花冠白色，后变黄色，唇形，上唇具 4 裂片，顶端钝形，下唇带状而反曲，花柱和雄蕊长于花冠。

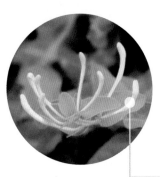

花蕾呈棒状，上粗下细；外面黄白色或淡绿色，密生短柔毛。采集以花蕾未开放、色黄白或绿白、无枝叶杂质者为佳。果实圆形，直径 6~7 毫米，熟时蓝黑色，有光泽。种子卵圆形或椭圆形，褐色，长 3 毫米，中部有脊，两侧有横沟纹。花期 4~6 月（秋季亦常开花），果熟期 10~11 月。

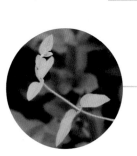

茎中空，多分枝，幼枝密被短柔毛和腺毛。叶对生，凌冬不落；叶柄长 4~10 毫米，密被短柔毛；叶片卵形、长圆状卵形或卵状披针形，全缘。

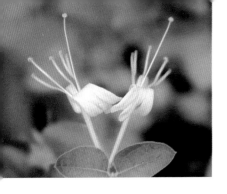

报恩采药二花救蜀兵

　　这种植物因为冬天并不落叶枯萎而被称为"忍冬"，其花初开为白色，继而转为黄色，所以叫金银花。又因为一蒂二花，状如雄雌相伴，故有鸳鸯藤之称。

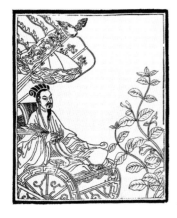

　　金银花入药的历史十分久远，汉代已有记载，有传说三国时诸葛亮平定南中七擒孟获的途中，许多将士水土不服，中了山岚瘴气。后路经一村寨，见村民缺衣少食，诸葛亮起恻隐之心发放军粮施救。村民们十分感谢，一白发老人得知蜀兵患了"热毒病"，便叫来自己的一对孪生孙女儿金花、银花，让她们去采草药为蜀军解难。然而三天后，姐妹俩迟迟不归，人们多方寻找，在一处山崖，发现两只药筐中已采满了草药，人却已不在，筐边唯留野狼的足迹……蜀军将士吃了草药很快病愈，为了纪念这对姐妹，人们就把这种草药叫作"金银花"。动人的传说意在说明金银花的功效，实际上"金银花"之名到明代《救荒本草》中才首次出现，此前医书仍多称之为"忍冬"。

清热解毒鸳草活山僧

　　金银花清热解毒的功效非同一般，民间素有饮金银花茶的习惯，在夏天初至时，喝几次金银花茶，可以预防夏季热疖的发生，特别是对儿童更好；在盛夏酷暑之际，喝金银花茶又能预防中暑、肠炎、痢疾等症。金银花的花经蒸馏得到的蒸馏液叫金银花露，清暑解热的作用更佳，可治疗小儿热疖、痱子、暑热等症。

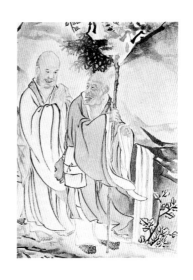

　　金银花不仅可应对外感风热，还能解菌毒。宋代张邦基的《墨庄漫录》中记载了这样一个故事：崇宁年间，平江府天平山白云寺有几位僧人在山间赶路，干粮不够了，恰好发现了一丛野蘑菇，于是采下煮煮吃了。不想这蘑菇有毒，到了晚上，几个人都呕吐起来，其中两人直吐到死，另三人挣扎中看到草丛里生着许多金银花，当时本地人称为鸳鸯草，想到平日也有人用它来解热毒疮痛，于是采下生爵了许多，果然止住呕吐，保住了性命。

金银花既可清气分热，又能清血分热，且在清热之中又有轻微宣散之功，芳香透达又可祛邪，所以能治外感风热或温病初起的表症未解、里热又盛的病症，在外科中也常用于有红肿热痛的疮痈肿毒，尤为治阳性疮疡的要药。其茎藤称"忍冬藤"，功效与花相似，解毒作用不及花，但又有通经络的作用，可消除经络的风热而止痛，常用于风湿热痹、关节红肿热痛、屈伸不利等。

注意： 脾胃虚寒及疮疡属阴证者慎用。采摘晾晒时忌铁器。

金银花茶

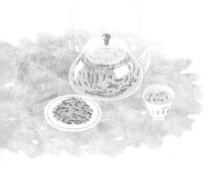

金银花干品20克或鲜品15朵，水300毫升，蜂蜜或冰糖适量。

将金银花漂洗干净后放入壶内，注入开水，盖上盖子，泡10分钟左右，茶汤转为淡黄色即可饮用，根据自己的口味加入蜂蜜或冰糖即可。

金银花茶是特别适宜夏天饮用的保健饮料，可解暑防痢，但切忌饮用过量，虚寒体弱者慎用，女性月经期内不宜饮用。

金银花安眠药枕

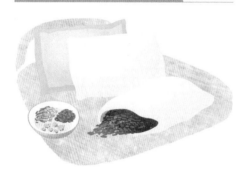

干品金银花100克，合欢花100克，菊花300克，装入干净棉布枕芯再套上枕套即可。

合欢花安神，菊花清热养肝，配合金银花的清火解毒，兼之三种花均可散发芳香，以此为枕使人更易放松，可帮助入睡，提高睡眠质量。

金银花粥

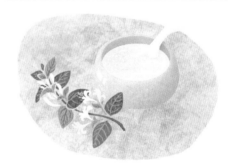

金银花15克，大米100克，白糖适量。

将金银花择洗干净，放入锅中，加清水适量，浸泡5~10分钟后，水煎取汁，加大米煮粥，待熟时调入白糖，再煮一二沸即成，每日1~2剂，连续3~5天。

可用来防治中暑，以及风热感冒、咽喉肿痛、各种热毒疮疡等。

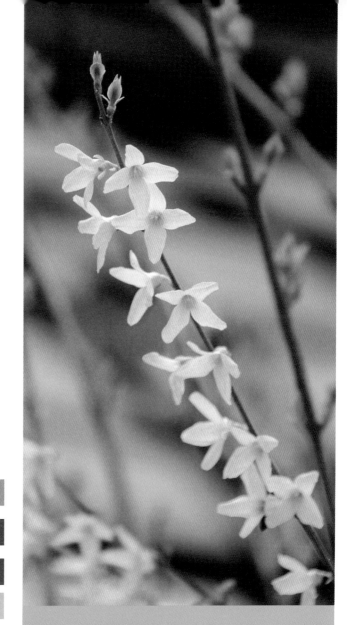

 药 **连翘**（果实）

 性 微寒

 味 苦

 归 肺经　心经

胆经

 功 清热解毒，消肿散结，疏散风热。

主 用于痈疽，瘰疬，乳痈，丹毒，风热感冒，温病初起，温热入营，高热烦渴，神昏发斑，热淋涩痛。

连翘 *Forsythia suspensa* (Thunb.) Vahl

木犀科，别名黄花条、旱连子、空壳、空翘、落翘、黄寿丹、连、异翘等，落叶灌木，除华南地区外，其他各地均有栽培，也是广受喜爱的园林观赏植物。野生于路旁草丛、山坡灌丛、山谷疏林中。

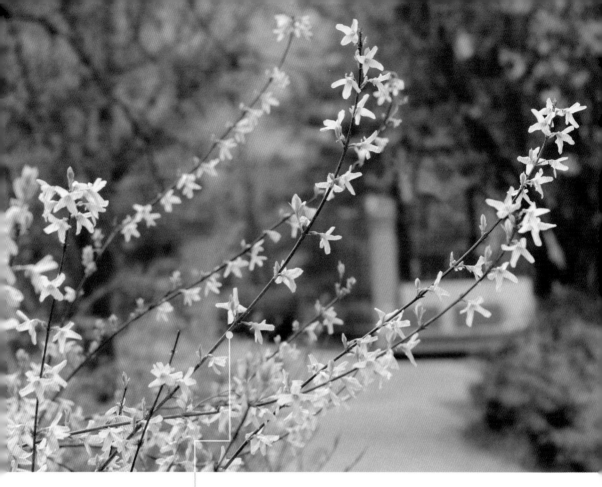

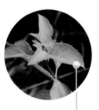

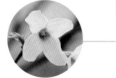

辨别

枝开展或下垂，棕、棕褐或淡黄褐，小枝土黄或灰褐，略呈四棱形，疏生皮孔，节间中空，节部具实心髓。

叶通常为单叶，或3裂至三出复叶，对生，叶片卵形、宽卵形或椭圆状卵形至椭圆形，先端锐尖，基部圆形、宽楔形至楔形，叶缘除基部外具锐锯齿或粗锯齿，无毛。

花通常单生或2至数朵着生于叶腋，先于叶开放；花萼绿色，裂片长圆形或长圆状椭圆形，先端钝或锐尖，与花冠管近等长；花冠黄色，裂片倒卵状长圆形或长圆形。果卵球形、卵状椭圆形或长椭圆形，先端喙状渐尖，表面疏生皮孔。花期3~4月，果期7~9月。

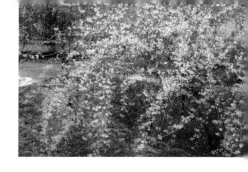

清热解毒区别迎春花

　　每到春天，总会在路边看到许多缀满黄色小花的细细枝条，串串全黄，生机盎然，通常人们会说，迎春花开了，春天来了。但实际上其中很大一部分不是迎春花，而是连翘，远看差不多，近看最大的区别是迎春花6个花瓣，小枝绿色，而连翘花4瓣，小枝黄褐色。还有一部分是金钟花，也叫狭叶连翘，花也十分相似，比较主要的区别是连翘茎中空，花萼较长，金钟花茎中有片状髓，花萼较短，这两种连翘的果实都可以做中药连翘用，而迎春花是很少结果的。

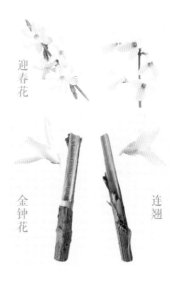

迎春花　金钟花　连翘

　　传说连翘本是岐伯孙女的名字，岐伯试药中毒，孙女无意中用一草药解了毒，岐伯使用孙女的名字来为它命名，并大力种植，所以至今河南新密岐伯墓附近还遍布连翘。另有传说黄帝巡视天下时患风热感冒，用连翘才治愈，所以连翘就成了治风热感冒的常备药。

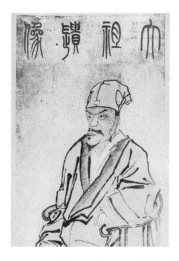

疏肝理气免贡连翘茶

　　连翘不仅是用于治病的良药，还是久传盛名的茶品原料，甚至成为皇家的贡品。传说某位深好此茶的皇帝，一说秦始皇，一说朱元璋，还有说是乾隆，总之皇帝陛下喝不过瘾，连年提高进贡连翘茶的数量，百姓把平地的采完了，又到山上采，怎么采也不够，终于出了事，有个叫梁千仁（另一说叫陈百万）的人为了采连翘茶摔死了，消息传回朝廷，皇帝大概只听了口头汇报，把死了"梁千仁"听成了"两千人"（"陈百万"听成"成百万"），一时心虚，便下令免了贡茶。故事结局圆满，只是为何总有皇帝好这一口呢？

　　名医张锡纯曾经记录过这样一个病例，一位年过七旬的老太太，手臂肿疼数年不愈，其脉弦而有力，他就在清热消药中加入连翘，10天后肿消疼愈，其家人说老人从前最易愤怒，自服此药后不但病愈，而且心平气和多了，张锡纯解释说这是因为连翘善理肝气，肝气舒畅，自然不易发怒。这样看来，高高在上却烦恼无数的皇帝们对连翘茶情有独钟是有道理的，特别是秦始皇和朱元璋这种暴脾气的，还是没事儿喝一点的好。

应用

《医学衷中参西录》载：连翘具升浮宣散之力，流通气血，治十二经血凝气聚，为疮家要药。能透表解肌，清热逐风，又为治风热要药。且性能托毒外出，又为发表疹瘾要药。为其性凉而升浮，故又善治头目之疾。为其味淡能利小便，故又善治淋证，溺管生炎。连翘根称连轺，其性与连翘相近，其发表之力不及连翘，而其利水之力则胜于连翘。以连翘治外感风热，用至一两必能出汗，且其发汗之力甚柔和，又甚绵长。连翘善理肝气，既能舒肝气之郁，又能平肝气之盛，可为理肝气要药矣。

注意： 脾胃虚弱，气虚发热，痈疽已溃、脓稀色淡者忌服。

连翘茶

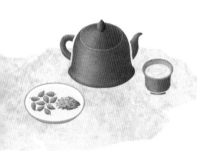

传统连翘茶用连翘的花或嫩芽，挑选清洗后，上笼蒸制，以不过熟和软烂为宜；经晾晒或烘烤成半成品；然后煴糠，筛去粉末，再经窨花、提花、包装等工序，即为成品。

简便的做法可用连翘 20 克、绿茶 3 克，以 250 毫升水煎煮连翘，沸后 5 分钟泡茶即可，频频饮至味淡为止。亦可直接用开水冲泡饮用。也可根据实际情况加入金银花、栀子、玉竹等药材。

此茶可生津止渴、清热解毒、解郁散结，适合外感发热、便秘、急性肾炎、赤游斑毒、紫癜等患者饮用。

连翘美容水

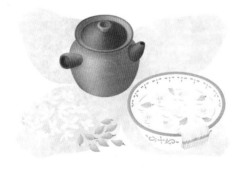

采集连翘的花及果实，洗净，加适量清水煎煮 20 分钟，晾凉备用。每天早上或睡前用此水洗脸，有良好的杀菌、杀螨、养颜护肤作用。长期坚持使用，可防治痤疮，祛除面部的黄褐斑、蝴蝶斑，减少皱纹。

连翘黑豆汤

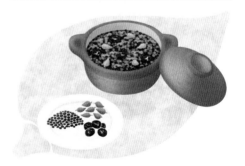

大枣、黑豆各 50 克，连翘 5 克。将大枣、黑豆洗净后，用清水浸泡 30 分钟，浸泡的水不用换，直接下锅熬煮，加入连翘，大火煮 10~30 分钟后改小火至黑豆熟烂即可。此汤可清热解毒、益精生发，适合肝火旺盛、脱发者服用。

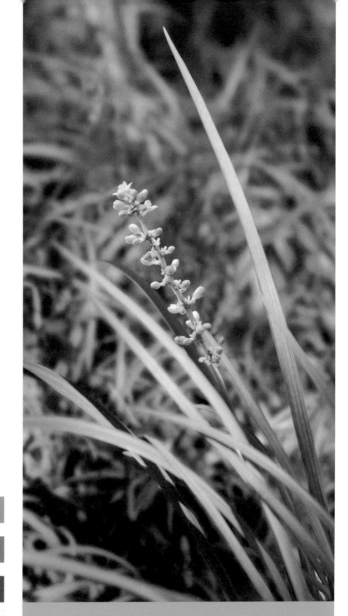

药 麦冬（块根）

性 微寒

味 甘　微苦

归 胃经　心经
肺经

功 养阴生津，润肺清心。

主 用于肺燥干咳，阴虚痨嗽，喉痹咽痛，津伤口渴，内热消渴，心烦失眠，肠燥便秘。

麦冬 *Ophiopogon japonicus* (L.f.) Ker-Gawl.
百合科，别名麦门冬、沿阶草、书带草、禹韭、禹葭、忍陵、不死药等，多年生草本植物，分布于华东、中南及河北、四川、贵州、云南、陕西等地，浙江、广西、四川有大量栽培。常野生于路边、沟旁及山坡、林下等处。

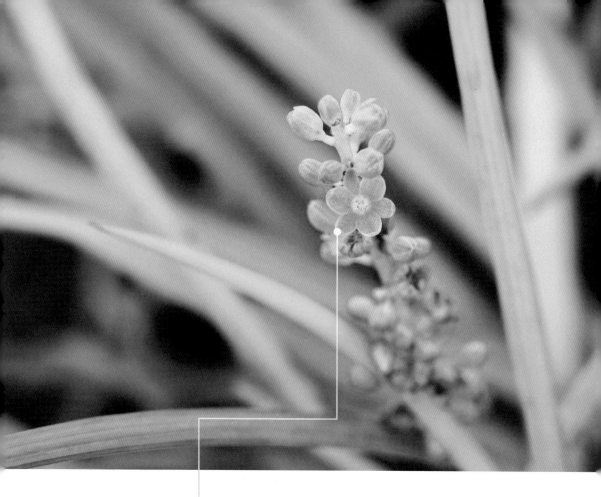

辨别

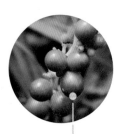

高 10~50 厘米。根较粗，部分须根尖端或中部膨大成纺锤形肉质块根，即药用的麦冬。茎很短，叶基生成丛，叶片窄长线形。花葶较叶短，顶生总状花序穗状；花小，淡紫色或白色。花期 5~8 月。

浆果圆球形，直径 5~7 毫米，成熟后为深绿色或碧蓝色。果期 8~9 月。

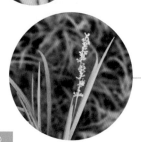

沿阶草 Ophiopogon bodinieri Levl. 与麦冬非常相似，区别是花葶较长，花开时花被片向外张开角度较大，因其耐热耐寒耐阴耐旱，园林绿化常用作地被植物，所以更加常见，其块根也作中药麦冬用。

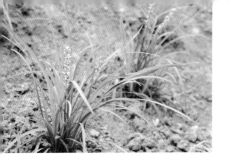

治学康成采编书带草

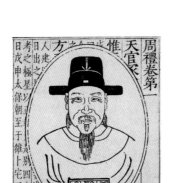

说到麦冬，多数人只会想到形如纺锤的药物，但说起它的另一个名字"书带草"，则会想到经常在庭前墙下出现的有着细长叶子、形如韭菜的小草，其实药物麦冬就是它的块根。

"书带草"这个名字明显更富文学气质，李白有诗："书带留青草，琴堂幕素尘。"苏轼咏道："庭下已生书带草，使君疑是郑康成。"这位郑康成，就是东汉经学大师郑玄，康成是他的字。他不喜为官，一心研究学问，却在党锢之祸中受牵连遭禁锢，于是隐居长学山，遍注群经，教授门徒，独创了一个新的学派——郑学。传说郑玄在康成书院讲学著述时，经常到书院附近采集一些草叶，这种草叶宽且长，十分坚韧，且四季常青，郑玄常用它编成草绳来捆书，后来人们便把这种草叫做"康成书带"，又称"书带草"。

求仙始皇问寻养神芝

当然麦冬作为药物也有许多传说，甚至被神话成了不死仙药，据说是东方朔所撰的《海内十洲记》中载：

东海上有片大陆叫祖洲，上面生长着一种不死之草，长得像菰菜，苗长三四尺，人死后三天用这种草覆盖就能复活过来，服下则能令人长生。秦始皇时代，城里不时有枉死的暴尸路边，有天一只像乌鸦般的怪鸟衔着这种草飞来，把草盖在尸体上，死人立刻复活坐起，官员称奇奏报，秦始皇就派人去问城北的鬼谷先生这是什么草，鬼谷先生说："听说东海祖洲有一种不死之草，长在玉田中，又叫做养神芝，叶子像菰菜，苗丛生，一株可复活一人。"怕死的求仙狂人秦始皇一听就兴奋了，于是派使者徐福带着五百童男童女，乘着楼船出海寻祖洲，从此便一去不复返了。

这养神芝就是麦冬，麦冬当然不是仙药，但清中有补、润燥除烦的功效也确实为它赢得了人们的重视。

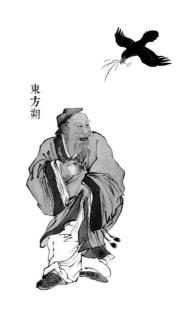

東方朔

麦门冬可泻肺中之伏火，清胃中之热邪，补心气之劳伤，止血家之呕吐，益精强阴，解烦止渴，美颜色，悦肌肤，退虚热，解肺燥，定咳嗽，是甘药补益之上品。功在提曳胃家阴精，润泽心肺，以通脉道，以下逆气，以除烦热，若非上焦之证，则不可用。

注意： 凡脾胃虚寒泄泻，胃有痰饮湿浊及暴感风寒咳嗽者均忌服。地黄、车前为之使。恶款冬、苦瓠。畏苦参、木耳。

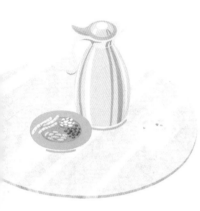

玉竹麦冬茶

玉竹 10 克，麦冬 10 克，百合 10 克，石斛 10 克。将以上 4 味研成粗末，放进保温壶中，冲入沸水，泡 15 分钟后，代茶随意饮用。

此茶养阴、生津、润肺、清心、益胃，可用于热病后期，阴伤口渴、舌干燥、大便干者，或阴虚体质者。

麦冬粟米粥

麦冬 15 克，鲜竹叶 10 克，粟米 100 克。麦冬、竹叶煎水取汁，粟米加水煮至半熟时加入前汁，再煮至粥熟即可。

源于《外台秘要》麦门冬饮（去原方鸡蛋白）。本方以麦冬养阴清心，竹叶清心除烦，粟米养胃、除烦热，用于心热烦闷，口渴，舌红少津。

麦冬天门冬雪梨汤

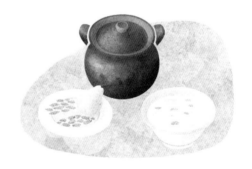

天门冬、麦冬各 10 克，雪梨 1 个。冰糖末适量。将雪梨洗净、去核、切片。天冬、麦冬、冰糖末同放瓦罐内，加水适量。大火烧沸，改用小火煲 1 小时即可。

天冬与麦冬均为甘寒滋阴之品，雪梨富含膳食纤维、果胶，三者搭配，有滋阴润肺、润肤瘦身之功效。

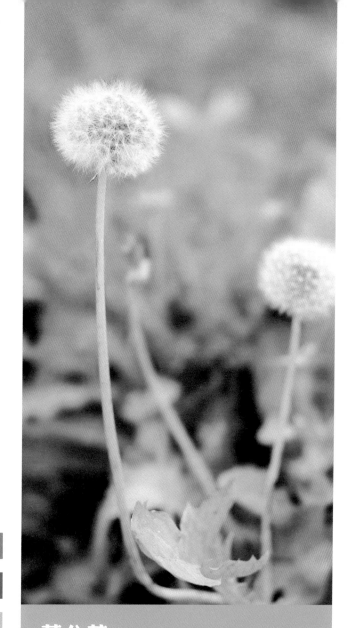

 蒲公英（全草）

性 | 寒

味 | 甘 | 苦

归 | 胃经 | 肝经

功 | 清热解毒，消肿散结，利尿通淋。

主 | 用于疔疮肿毒，乳痈，瘰疬，目赤，咽痛，肺痈，肠痈，湿热黄疸，热淋涩痛。

蒲公英 *Taraxacum mongolicum* Hand.-Mazz.
菊科，别名黄花地丁、婆婆丁、孛孛丁菜、黄花郎、黄花草、黄狗头、残飞坠、蒲公草、尿床草等，多年生草本植物，全国大部分地区均有分布。广泛生于中、低海拔地区的山坡草地、路边、田野、河滩等处。

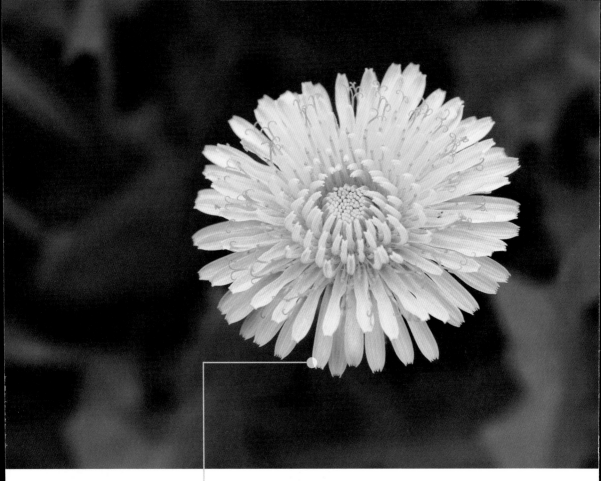

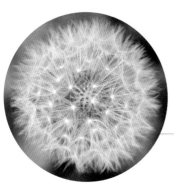

辨别

　　花葶 1 至数个，与叶等长或稍长；头状花序，顶生；舌状花黄色，舌片长约 8 毫米，宽约 1.5 毫米，花药和柱头暗绿色。瘦果倒卵状披针形，暗褐色。冠毛白色，长约 6 毫米。结成绒球状，成熟后随风飘散。花期 4~9 月，果期 5~10 月。

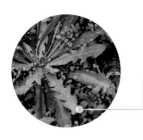

　　全株含白色乳汁，被疏白色柔毛。根深长，外皮黄棕色。叶根生，排列成莲座状；具叶柄，柄基部两侧扩大呈鞘状；叶倒卵状披针形、倒披针形或长圆状披针形，边缘浅裂或作不规则羽状分裂，裂片三角披针形或三角状，全缘或疏齿，裂片间有细齿，被白色蛛丝状毛，叶脉和主脉常带紫红色。

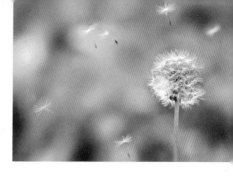

疗伤美容漫舞相思情

　　蒲公英随风飞舞的白色绒毛使它具有了一种与生俱来的浪漫气质，所以也常常和爱情故事联系在一起。

　　传说有位大户千金名叫朝阳，美丽又善良，爱上了一位采药郎蒲公，他饱读诗书，却父母早逝，家境贫寒。朝阳父母极力反对，两人便私奔至一小山村，生活艰辛却幸福，还生下一个女儿。不料时局动荡，蒲公被迫参军，一去十八年杳无音信。母女相依为命，常以一种白绒野花为食，后来发现这种野花还可以治伤，甚至两人因服用和用长满野花的溪水洗脸而皮肤娇美，面如桃花，所以极为喜爱这种花。

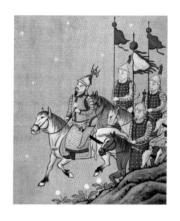

　　十八年后，蒲公终于凯旋而归，并因战功卓著成为将军，相聚未久，朝阳却因相思积劳成疾走到了生命尽头，死后化作成无数的白色绒花飘扬在天空，蒲将军从此将这花随军携带传播，蒲公英便因此得名。

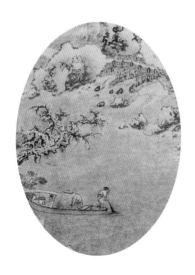

救人除痈播撒真善意

　　蒲公英作为药物，最为广泛流传的故事是治疗乳痈。传说河南洛阳城有位十六岁的富家小姐得了一种难以启齿的疾病——乳痈。父母缺乏知识，以为女儿做了什么见不得人的事，小姐有口难辩，羞愤难当，遂投河自杀。却说天不该亡这小姐，河边恰有一渔船，上有蒲姓老者和女儿小英正在月光下撒网捕鱼。他们救起了小姐，问清了投河的根由。第二天，小英按照父亲的指点，从山上挖了一种长着一白绒球的野草，给小姐内服外敷，没过几天，小姐的病就好了。后来，小姐将这草带回家里园中栽种。为了纪念渔家父女，人们便叫这种野草为"蒲公英"，简称"公英"。

　　蒲公英入胃而兼入肝肾，解热凉血，可服可敷，用途极广，对各种疔疮痈疬、红肿热毒都有验效，另外张锡纯还提到煎汤温服、熏洗治眼疾的案例及乌须黑发、返老还少的奇效，实在是居家旅行必备之良药。

《本草经疏》：蒲公英，其味甘平，其性无毒，当是入肝入胃，解热凉血之要药。乳痈属肝经，妇人经行后，肝经主事，故主妇人乳痈肿、乳毒，并宜生啖之良。

《本草新编》：蒲公英亦泻胃火之药，但其气甚平，既能泻火，又不损土，可以长服久服而无碍。凡系阳明之火起者，俱可大剂服之，火退而胃气自生。

注意： 非实热之证及阴疽者慎服。

蒲公英茶

蒲公英也是早春一种很好的野菜，食用方法很多，叶片可生食、腌渍或焯后凉拌，也可切细片后与米煮食或油炒食用，还可制成不含咖啡碱的蒲公英咖啡，其花则可酿制成蒲公英酒，蒲公英泡茶有很好的清热养肝的疗效。

干燥蒲公英 75 克、水 1000 毫升。将蒲公英洗净，放入锅中，加水淹过蒲公英，大火煮沸后盖上锅盖，小火熬煮 1 小时，滤除茶渣，待凉后即可饮用。

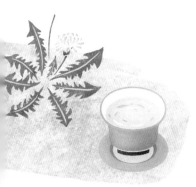

蒲公英面膜

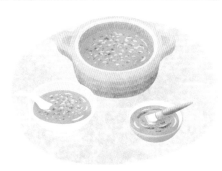

蒲公英 100 克，绿豆 50 克，蜂蜜 10 克。将蒲公英放入锅里煎水，取净汁 500 毫升；再往蒲公英汁液中加入绿豆，煮至绿豆开花，调入蜂蜜即成。吃绿豆喝汤，同时将余汤涂脸，30 分钟后洗去。连续内吃外用 1 周以上就会有明显的补水嫩肤、祛痘美白的效果。

鲜蒲公英单方

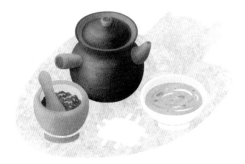

跌打损伤：鲜蒲公英适量，洗净捣烂，敷患处。

流行性腮腺炎、急性乳腺炎：鲜蒲公英 30~60 克，水煎服，早晚各服 1 次，同时将蒲公英捣烂敷患处。

目赤肿痛：鲜蒲公英 60~120 克，水煎服。

便秘：鲜蒲公英 60 克，水煎取 50~100 毫升，加白糖或蜂蜜适量，日服 1 剂，连服 3~5 日。

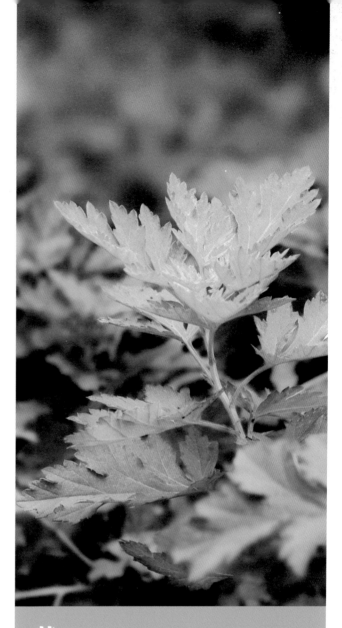

药 **艾叶**（叶）

性 温

味 辛 苦

归 脾经 肝经

肾经

功 温经止血，散寒止痛，安胎止崩，外用祛湿止痒。

主 用于吐血，衄血，崩漏，月经过多，胎漏下血，少腹冷痛，经寒不调，宫冷不孕；外治皮肤瘙痒。醋艾炭温经止血，用于虚寒性出血。

艾 *Artemisia argyi Levl. et Van.*
菊科，别名冰台、香艾、蕲艾、艾蒿、家艾、灸草、医草、黄草、艾蓬等，多年生草本或略成半灌木状植物，全国各地都有分布。常生于路旁、荒地、河边及山坡等地，也见于森林及草原地区。

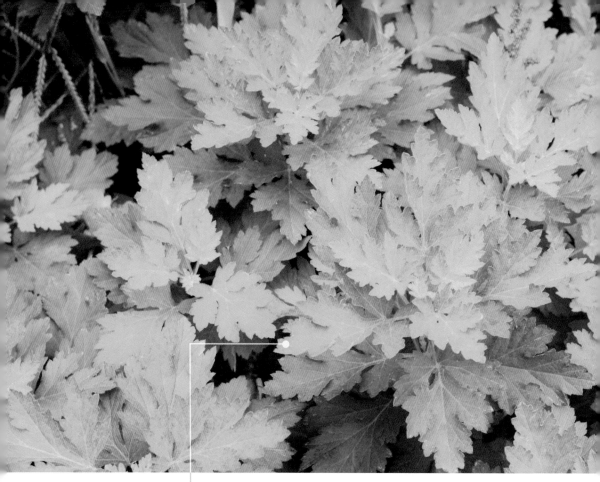

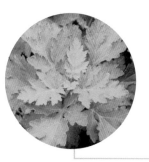

辨别

植株有浓烈香气，高 50~150 厘米。基部稍木质化，上部草质，并有少数短的分枝，全株有白色茸毛。

叶互生，下部的叶在花期枯萎，中部的叶椭圆形或卵状三角形，上部叶渐小，三裂或不分裂，无叶柄。

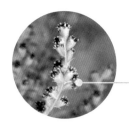

头状花序长约 3 毫米，直径 2~3 毫米，多数，排列成复总状花序；雌花 6~10 朵，花冠狭管状，檐部具 2 裂齿，紫色，花柱细长，伸出花冠外甚长；两性花 8~12 朵，花冠管状或高脚杯状，外面有腺点，檐部紫色，花药狭线形，花后向外弯曲。瘦果长卵形或长圆形。花果期 7~10 月。

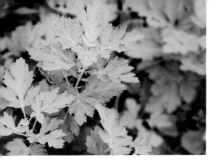

取火存火冰台放光明

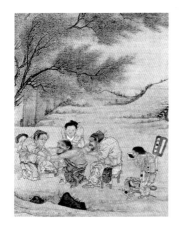

艾草又被称为"医草"，今天最为人熟知的用途，是制成艾绒作为艾灸治疗时的燃烧材料，可通经活络、祛除阴寒、消肿散结、回阳救逆。但其实在古代，艾绒原本就是作取火和保存火种之用的，艾草的另一个名字——"冰台"，就来源于取火的方式，晋代张华《博物志》载，"削冰令圆，举以向日，以艾于后承其影，则得火"，这说明中国人早就知道用冰块做凸透镜聚光取火的方法，艾草才有了这个冰火两重天的别称。

而艾草后来之所以被用来入药和辟邪，则有传说是因为某地屡遭瘟疫，人们以为是妖魔邪气来侵，却发现有些人家始终平安无事，仔细观察发现这些都是专门负责保管火种和制作储藏艾绒的人家，家中晾晒和保存着大量艾草，后来终于确定艾草确有防治疾病之效，也就把它当成了辟邪的道具。

辟邪防灾艾草寄情义

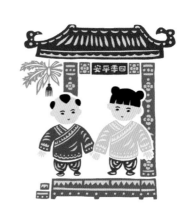

关于艾草辟邪的另一种传说，则出于灾难战乱中的温情义举，大体是说某大佬杀来，有说神仙降灾，有说黄巢起兵，也有说燕王扫北等，总之当地即将遭遇大劫，百姓纷纷逃难。一妇人背负一大孩，手牵一小孩，被拦下来询问何故背大孩牵小孩，妇人说小孩是亲生，大孩则是恩人之子，虽在逃难，也要先照顾好。大佬受了感动，就告诉妇人回家用艾草和菖蒲插在门口，可保平安。妇人回家，把这消息告诉了所有人，于是家家户户门上都挂上了艾草菖蒲，果然平安度过，从此插艾草和菖蒲就成为端午节的重要习俗。

其实艾草在农耕时代之前就已走入人们生活，不是作物，胜似作物，《诗经·王风·采葛》有"彼采艾兮，一日不见，如三岁兮"之句，用来形容爱情缠绵，同时也暗示三年之艾的可贵，《孟子》里也有"七年之病求三年之艾"的记载，可见人们对艾草的重视。

应用

《本草从新》：艾叶苦辛，生温熟热，纯阳之性，能回垂绝之元阳，通十二经，走三阴，理气血，逐寒湿，暖子宫……以之灸火，能透诸经而除百病。

《本草纲目》：艾叶须用陈久者，治令细软，谓之熟艾。若生艾灸火，则伤人肌脉。

《本草蒙筌》：煎服宜新鲜，气则上达。揉碎入四物汤，安胎漏腹痛；捣汁搀四生饮，止吐衄唾红；艾附丸（同香附、米醋糊丸）开郁结，调月经，温暖子宫，使孕早结。

注意： 部分人认为艾叶有小毒，李时珍言非毒性，乃久服致火上冲。应时调养或辨证治疗，中病则止，不可过量服用。阴虚火旺，血燥生热，及宿有失血病者忌用。

艾绒枕

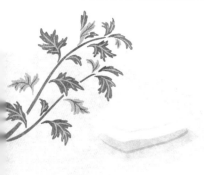

艾叶洗净，阴干，揉搓成绒，装入干净密集棉布制作的枕芯，再外套枕套即可。

艾绒枕可清脑、明目、安神、助眠、祛湿，可改善失眠症状，对风寒湿引起的头痛、头重有良好效果，同时能改善脑供血不足等问题。

艾粑（青团）

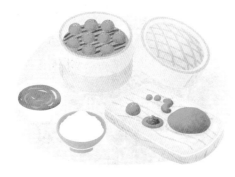

新鲜艾叶100克，糯米粉200克，豆沙200克，糖50克，小苏打少许，黑芝麻适量。艾叶去柄洗净，开水加入小苏打，汆烫艾叶后捞起切小段，加适量水用榨汁机打成浆，加入干糯米粉和适量白糖水揉匀，分成小坯，包入豆沙馅料收口捏圆，点上炒香的黑芝麻，旺火蒸15分钟即可。

此品色泽翠绿，风味独特，功在温肺暖脾、散寒除湿，是民间传统特色美食。

艾姜煮鸡蛋

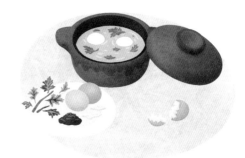

新鲜艾叶10克，干姜15克，鸡蛋2个，红糖适量。干姜切片，和洗净的艾叶、鸡蛋一同放进锅里，加适量清水，文火将鸡蛋煮熟。然后把煮熟的鸡蛋剥壳，再入锅里药汁中煮10分钟，加入红糖。

食用艾姜煮蛋对于女性常见的寒性痛经及诸多恶寒症状均有改善作用。

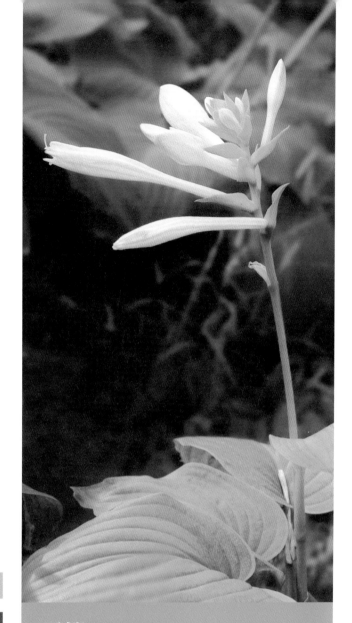

药 **玉簪花**（花）

性 凉

味 甘　苦

归 肝经

功 清热解毒，利尿消肿，调经止带。

主 用于咽喉肿痛，疮痈肿痛，小便不利，疮毒，烧伤，经闭。

玉簪 *Hosta plantaginea* (Lam.) Aschers.
百合科，别名白萼、白鹤仙、玉春棒、玉泡花、白玉簪、玉搔头、内消花、化骨莲、金销草等，多年生宿根草本植物，全国各地常见栽培。野生于海拔2200米以下的林下、草坡或岩石边。

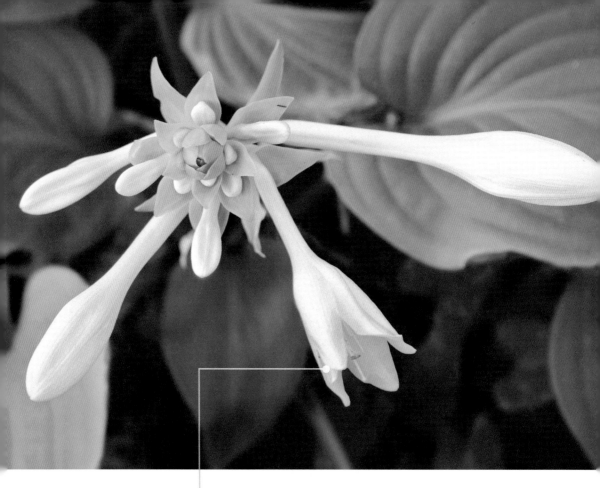

辨别

　　花葶从叶丛中抽出，较叶长，具几朵至十几朵花；花的外苞片卵形或披针形；花单生或2~3朵簇生，白色，花被呈漏斗状，夜间开放，芳香。蒴果圆柱状，有三棱，长约6厘米，直径约1厘米。花期7~9月，果期8~10月。

　　具粗根茎。叶基生成丛，叶片卵形至心状卵形，先端近渐尖，基部心形，有光泽，具6~10对侧脉；叶柄长20~40厘米。属典型的阴性植物，喜阴湿环境，受强光照射则叶片变黄，生长不良；性耐寒。

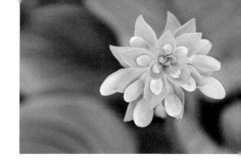

仙女思凡寄意抛玉簪

玉簪花蕾形似古代妇女的玉簪，所以也称"玉搔头"，它雅致芳香，亭亭玉立，下花刚谢，上花又开，昼夜不停，接力赛一般，极具观赏性，历来为文人所喜爱，千百年来，留下无数传说。

相传王母娘娘儿女众多，管教甚严，有个小女儿却性格活泼，喜欢自由，向往人间无拘无束的生活。一次逢王母娘娘寿辰，众仙都在瑶池宴上祝寿饮酒，她悄悄溜出，想偷下凡间游历一番。不料王母早已察觉，派了紫云车拦截在前，她无奈只好上车回家，临走时将头上的白玉簪子拔下，对它说："你代我到人间去吧。"然后将簪子抛下凡间。一年后，在玉簪落下的地方长出了像玉簪一样的花，洁白脱俗，香气清幽，玉簪花便由此得名。宋代诗人黄庭坚有诗云："宴罢瑶池阿母家，嫩琼飞上紫云车。玉簪落地无人拾，化作江南第一花。"

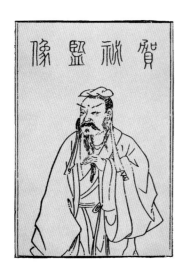

诗人受难解病护花魂

其实在唐代时玉簪花已与诗人结缘，传说自号"四明狂客"的大诗人贺知章晚年告老还乡，不料遭遇山匪，老伴被杀，孙女白萼被劫，老人伤痛不已，火移小肠，热结膀胱，导致小便不通，小腹胀痛难忍。这天，他拿着老伴所遗白玉簪落泪，料想孙女也必凶多吉少，正伤心时，突然玉簪滑落，滑落处一丛绿叶中开出一朵簪形白花。他长叹："且随亲人去也！"就摘下花来吃了，然后朝河边走去，打算了结残生。不料半路腹中咕噜作响，小便排出，腹胀顿消，病去神清。他返身连根刨出那丛花，栽到庭院，将其视如亲人，朝夕相伴，起名叫玉簪花，又因疑是孙女魂归所化，故也称之"白萼"。诗人从此看破红尘，悟道修行，成为萧山一带的著名道士，也常用此花为百姓治病，广受赞誉。

玉簪全株均可入药，除花可利水调经外，根茎味苦辛，性寒，亦有清热解毒、下骨鲠之功；叶则味甘辛，性寒，能解毒消肿散结，可用于乳痈、痈肿疮疡、瘰疬、毒蛇咬伤。现代药理证明其花、根具有抗肿瘤作用，叶具抗病毒作用。

注意： 玉簪全株有小毒，可损伤牙齿而致牙齿脱落，应在医生指导下服用。

玉簪下骨鲠

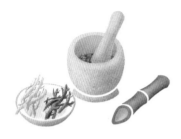

吃鱼时不小心被鱼刺卡住，可用鲜玉簪花根、山里红根适量，同捣自然汁，用竹筒灌入咽喉中，鱼刺会软化而下，不要让汁液碰到牙齿。

玉簪花美容

玉簪花治烧伤

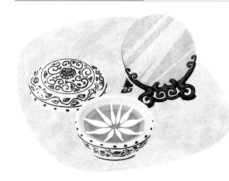

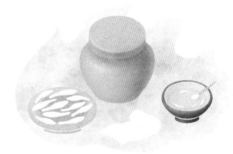

《红楼梦》四十四回中平儿理妆时提到的玉簪花香粉，是在玉簪花苞中，灌入用紫茉莉花种研磨精制的香粉，香粉裹在玉簪花苞内慢慢熏得了玉簪的花香，用的时候，就拿起一朵花，把其中的香粉倾倒出来，这是最奢侈的化妆香粉了，有人用早晨荷叶上的露水调和这种玉簪香粉，清香迷人，效果更好。

如今也可在清晨采摘带露的玉簪花，洗净绞成汁，洗脸后涂上花汁，每日涂2次。可祛雀斑。

玉簪花100克，用香油400克，将玉簪花浸泡在香油中2个月，取油备用。用时先将烧伤、烫伤处清理洗净，吸出水泡内容，后用消毒棉球蘸药外涂，每1~2日1次。热天暴露患处，冷天用浸药的纱布包敷患处。

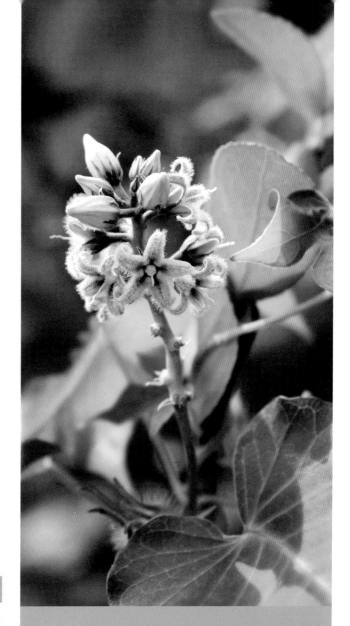

萝藦 *Metaplexis japonica* (Thunb.) Makino
萝藦科，别名芄兰、斫合子、白环藤、羊婆奶、婆婆针落线包、羊角、天浆壳、奶浆藤等，多年生草质藤本植物，分布于东北、华北、华东和甘肃、陕西、贵州、河南、湖北等地。常生于路旁灌木丛中、林边、山脚、河边。

药 **天浆壳**（果壳）

性 温

味 辛

归 肺经　**肾经**

功 补虚助阳，止咳化痰。

主 用于体质虚弱，痰喘咳嗽，百日咳，阳痿，遗精。

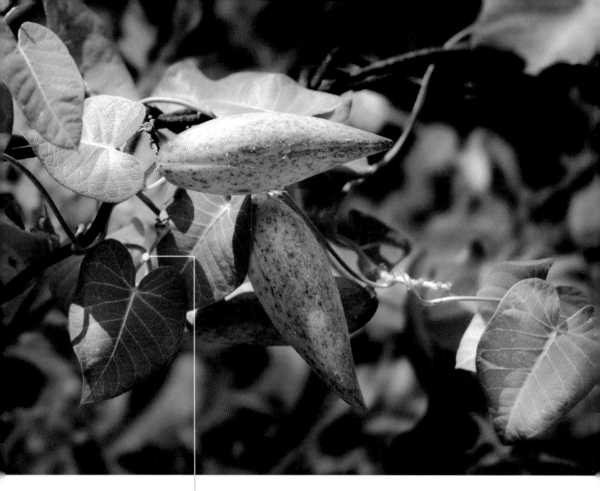

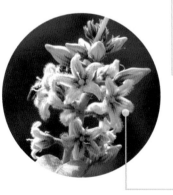

辨别

长达 8 米。全株具乳汁；茎圆柱状，下部木质化，上部柔韧，表面淡绿色，有纵条纹，幼时密被短柔毛，老时毛渐脱落。叶膜质，卵状心形，叶耳圆，两叶耳展开或紧接，叶面绿色，叶背粉绿色，侧脉每边 10~12 条，在叶背略明显。

总状式聚伞花序腋生或腋外生；花梗被短柔毛，着花通常 13~15 朵；花冠白色，有淡紫红色斑纹，内面被柔毛。

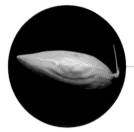

蓇葖果叉生，纺锤形，顶端渐尖，基部膨大。种子扁平，卵圆形，顶端具白色绢质种毛。花期 7~8 月，果期 9~12 月。

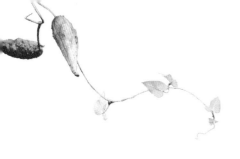

诗经留名芄兰寄幽情

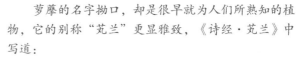

萝藦的名字拗口，却是很早就为人们所熟知的植物，它的别称"芄兰"更显雅致，《诗经·芄兰》中写道：

芄兰之支，童子佩觿。虽则佩觿，能不我知。容兮遂兮，垂带悸兮。芄兰之叶，童子佩韘。虽则佩韘，能不我甲。容兮遂兮，垂带悸兮。

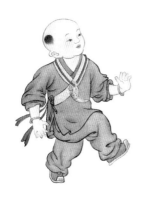

说的是一个小小少年戴上了成年人的佩饰，他衣带飘飘故作潇洒，忙于自我陶醉却忽略了青梅竹马的少女，少女不禁生气起来，此时恰好看到庭前的萝藦，萝藦果荚和少年所佩的觿（xī，成人解绳结的骨制角锥）样子很像，都是小巧的锥形，于是便用萝藦来讽刺少年的装模作样，埋怨他遗忘旧情，也寄托了少女的相思与哀怨，这种植物便随着一首诗留名千古，同时也足见萝藦在生活中的常见。

神仙相助萝藦展白翅

萝藦的果实老熟后，会从中间纵裂开，褐色扁平椭圆的种子，附在一束束白绒上，有风起时，便像蒲公英种子那样乘风而去，飞往四面八方，落地生根，萌生出新的萝藦幼苗，这也是萝藦遍及各地的原因。

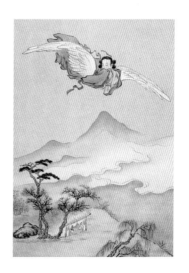

关于这些飞舞的白绒，也有一个传说：古时有一个叫萝藦的姑娘，生得十分美丽，体态轻盈婀娜，但家境贫寒，有一年老母亲生了病，郎中开了药，却十分难找，她走遍附近的山川河流，都没有找齐给母亲治病的药物，眼见母亲病重，她默默向上天祈祷，希望能有一双翅膀，那样就能飞遍千山万水，在最快的时间里找齐药物。恰好一位神仙路过，为其孝心所感动，于是给了她一对翅膀，她乘风飞起，刹那千里，很快找齐了药物，母亲痊愈，她却不能再回到人间，随风化作千万种子，乘着白绒，在各地安家，为人们治病疗伤，人们便把这种植物叫做萝藦了。

应用 除果壳外，萝藦的块根和全草也可入药。《本草汇言》载：萝藦，补虚劳，益精气之药也。此药温平培补，统治一切劳损力役之人，筋骨血脉久为劳力疲痹（惫）者，服此立安。然补血、生血，功过归、地；壮精培元，力堪枸杞；化毒解疗，与金银花、半枝莲、紫花地丁，其效验亦相等也。

注意： 萝藦的根、茎有小毒，应在医生指导下使用。

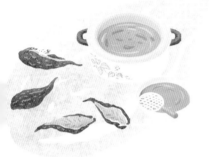

天浆壳止咳

将成熟萝藦果实纵向切开，除去种子，只留果壳，洗净放入锅中，加适量清水，大火煮开后改文火煮20分钟。滤出果壳，汤汁每日3次或代茶饮，可补虚宣肺、化痰止咳。

凉拌萝藦子

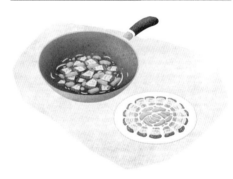

萝藦子烧肉

萝藦果实嫩时称为萝藦子，营养丰富，也具有补益虚损的功效。

将萝藦子300克去杂洗净，先切两半再切条放入盘内，加入酱油、醋、白糖、麻油，吃时拌匀。

此菜适用于虚劳、阳痿等症，特别适用于老人元阳虚弱、阳痿遗精。

萝藦子300克，猪肉250克。将萝藦子去杂洗净切开。猪肉洗净切小块。锅烧热，下猪肉煸炒，烹入酱油煸炒，加入精盐、葱、姜烧至肉熟而入味，投入萝藦烧至入味，点入味精，出锅即成。

此菜由萝藦子与滋阴润燥、补中益气的猪肉相配而成，具有补益精气、滋阴润燥的功效，适用于体瘦虚弱、阴虚干咳、劳损、阳痿遗精、便秘等症。

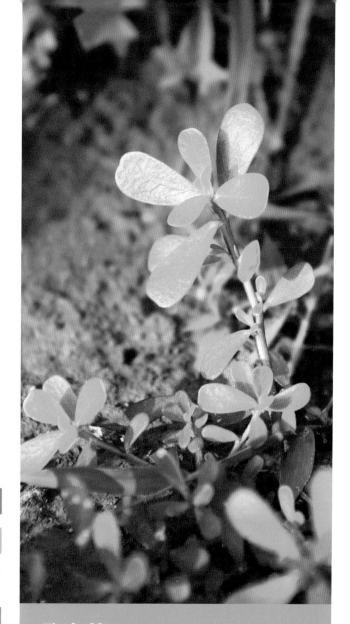

药 **马齿苋**（全草）

性 寒

味 酸

归 肝经　大肠经

功 清热解毒，散血消肿，凉血止血，止痢。

主 用于热毒血痢，痈肿疔疮，湿疹，丹毒，热淋，血淋，痔血，带下，崩漏下血，瘰疬，蛇虫咬伤。

马齿苋 *Portulaca oleracea L.*
马齿苋科，别名马苋、酸苋、五行草、五方草、长寿菜、长命菜、耐旱菜、酱瓣草、瓜子菜、麻绳菜、马齿菜、蚂蚱菜等，一年生草本植物，我国各地均有分布。常生于路旁、荒地、田间、菜园。

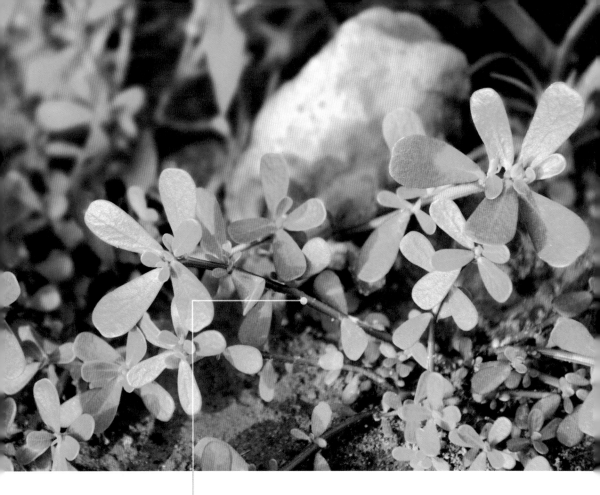

辨别

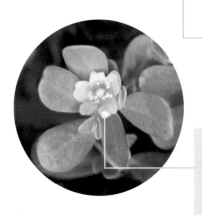

茎平卧或斜倚，伏地铺散，多分枝，圆柱形，淡绿色或带暗红色。叶互生，有时近对生，叶片扁平，肥厚，倒卵形，似马齿状，顶端圆钝或平截，上面暗绿色，下面淡绿色或带暗红色，中脉微隆起；叶柄粗短。

花无梗，直径4~5毫米，常3~5朵簇生枝端；花瓣5，黄色，倒卵形，顶端微凹，基部合生。蒴果卵球形，长约5毫米，盖裂；种子细小，多数，偏斜球形，黑褐色，有光泽，直径不及1毫米，具小疣状凸起。花期5~8月，果期6~9月。

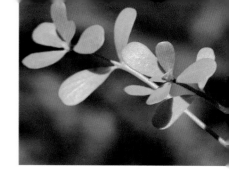

救日得赐不死长命菜

马齿苋是路边极常见的野草，因为它的生长从不挑剔环境，有着极强的生命力，民间童谣也有"马齿苋，命似铁，翻转屁股晒六月，一场雨水照样活"的说法。

传说尧帝时，天上出了十个太阳，烤得大地一片焦土，生灵涂炭，惨不忍睹。天帝知道了人间的苦难，就派大神后羿下凡为民除害。后羿降落人间，弯弓搭箭，射下了九个太阳，剩下的一个太阳慌忙滚落，躲藏在一株马齿苋下面，逃过了一劫，之后回到天上时，感念马齿苋的救命之恩，赐它为"万籽之体""晒不死之身"，于是马齿苋的后代迅速壮大，遍及大地的每一个角落，同时不惧烈日，无论多么热，都不会被晒死。就算把它拔出土翻转过来晒上几个月，雨一浇也能活过来。甚至连它的花，也是选择在正午太阳最盛的时候开得最艳，因此花又名"太阳花"，草又名"长命菜"。

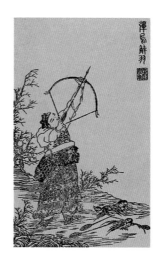

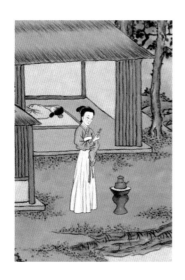

清热解毒药食五行草

马齿苋叶青、梗赤、花黄、根白、子黑，容五种颜色于一体，因此人们又称它为"五行草"，很早就把它作为一种药食两用的野菜。

传说明朝崇祯年间，河北晋州张家庄有位李氏，生有三个儿子，老大媳妇贪婪刻薄，老二媳妇勤劳善良，老三刚刚成年，一天有个叫小花的姑娘流落到此乞讨，李氏便收留下她做三媳妇。小花在家受到大嫂的百般虐待，折磨成疾，全身生疮。此时村里正流行痢疾，她又染上了痢疾，大嫂将她赶出了家门，她只好独住在村后茅舍中。小茅舍前后长满了马齿苋，好心的二嫂用马齿苋熬汤给她喝，又用马齿苋汁为她洗疮，很快不但治愈了痢疾，连恶疮也好了。村民闻讯后纷纷效仿，痢疾的传播得以控制，马齿苋从此便声名远播了。

应用

《本草纲目》载：马齿苋所主诸病，皆只取其散血消肿之功也。用于湿热所致的腹泻、痢疾，常配黄连、木香。亦用于便血、子宫出血，有止血作用。一般多单味大剂量使用，且由于其来源广泛，采摘方便，多新鲜入药。

注意： 马齿苋性寒，不宜久食。脾胃虚寒、肠滑作泄者勿用。孕妇忌食。忌与甲鱼、胡椒同食。

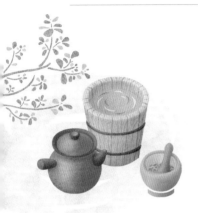

马齿苋治皮肤病

《黄帝内经》载："诸痛痒疮，皆属于心。"而肺主皮毛，所以各种痈肿、溃疡、湿癣，都跟心火和肺热有关。马齿苋既清心火，又散肺热，它的排毒功效既走血分，又走皮肤，内外兼治，所以对于上述皮肤问题都有疗效，治疗时可内服和外用双管齐下，外用把新鲜马齿苋捣烂敷在患处，或者用干品煮水来泡澡，都是很好的方法。

凉拌马齿苋

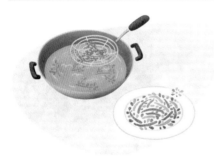

将马齿苋去根、老茎，洗净后入沸水锅焯后捞出。用清水多次洗净黏液，切段盛入盘中。将蒜瓣捣成蒜泥，浇在马齿苋上，倒入酱油，淋上麻油.吃时拌匀即成。

马齿苋具有很高的营养价值，有"天然抗生素"之称，凉拌可清热凉血，防止痢疾，还可对肝火过盛造成的白发有一定疗效。

马齿苋粥

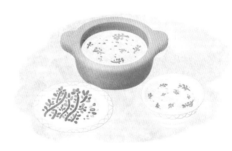

鲜马齿苋 100 克，粳米 150 克。将马齿苋去杂洗净，入沸水锅内焯后捞出，洗去黏液切段。油锅烧热，放入葱花煸香，放入马齿苋，加精盐炒至入味待用。将粳米淘净放入锅内，加适量水煮熟，放入马齿苋煮至成粥。

马齿苋粥具有健脾胃、清热解毒的功效，适合肠炎、痢疾、泌尿系统感染、疮痈肿毒等患者食用，夏日痢疾、肠炎多发，食马齿苋粥也有预防作用。

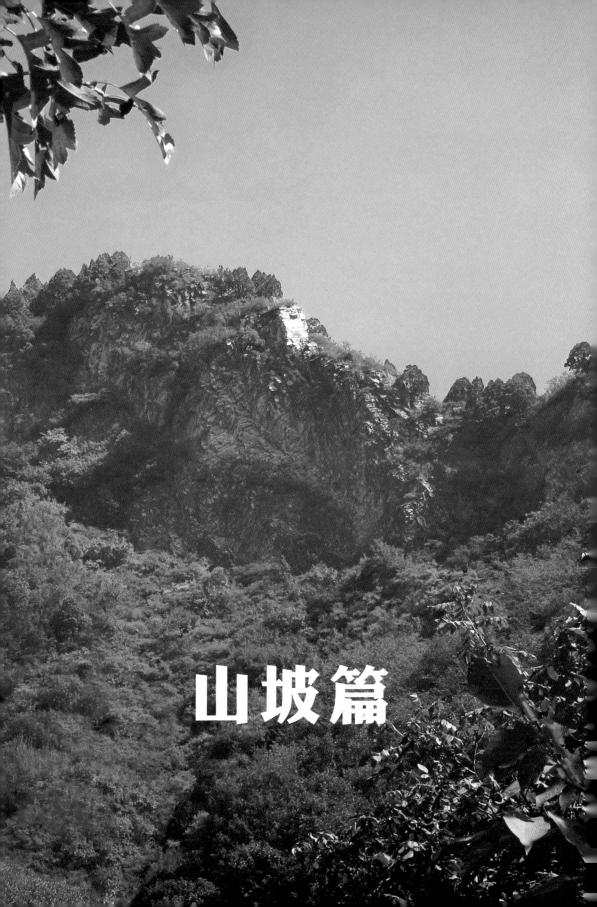

山坡篇

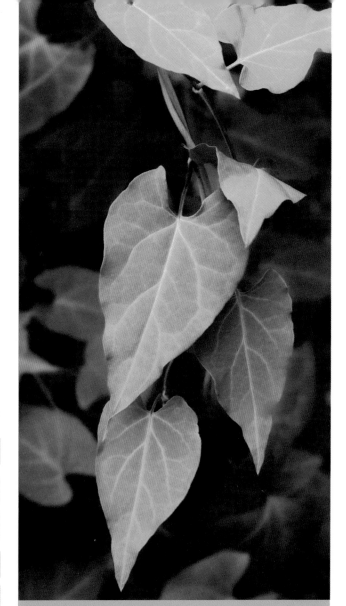

药 制何首乌 (块根)

性 微温

味 苦　甘

涩

归 肝经　心经

肾经

功 补肝肾，益精血，乌须发，强筋骨，化浊降脂。

主 用于血虚萎黄，眩晕耳鸣，须发早白，腰膝酸软，肢体麻木，崩漏带下，高脂血症等。

何首乌 *Fallopia multiflora* (Thunb.) Harald.

蓼科，别名夜交藤、多花蓼、马肝石、紫乌藤、九真藤等，多年生缠绕藤本植物，分布于陕西南部、甘肃南部、华东、华中、华南、四川、云南及贵州。生长在山坡林下、山谷灌丛、沟边石隙中。

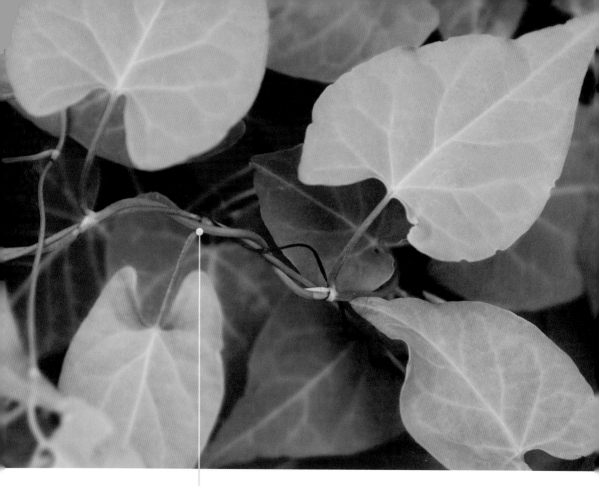

辨别

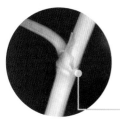

　　茎缠绕，多分枝，具纵棱，无毛，下部木质化。叶卵形或长卵形，顶端渐尖，基部心形或近心形，边缘全缘；具膜质托叶鞘，是识别何首乌的重要特征。

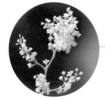

　　花序圆锥状，顶生或腋生；花被5深裂，白色或淡绿色，花被片椭圆形。瘦果卵形，具3棱，黑褐色，有光泽，包于宿存花被内。花期8~9月，果期9~10月。

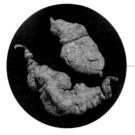

　　块根肥厚，皮黑褐色，内黄白色，长椭圆形，有时随生长环境土石挤压而成不同形状，偶尔有类似人形。

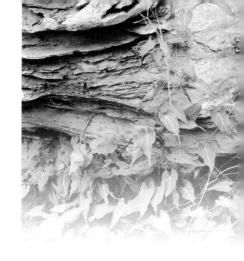

乌发童颜能嗣何首乌

何首乌是故事流传最为广泛的神奇中药之一，许多人都认为这是一种长得像人形吃了可以长生不老的仙药。仙药的印象最初来自于唐代李翱的《何首乌传》：

话说顺州南河县有个叫何田儿的老头儿，自幼体弱多病，后来拜师修道术，58岁了也没有娶妻生子。一天喝多了酒，醉倒在山上，朦胧间看到两株藤蔓反复缠绕，酒醒就挖了它的根带回，后来遇山里一老人说，这么奇怪的东东可能是神给的药，不如吃吃看，于是就捣末配黄酒服用，数月后身体强壮起来，一年后旧病皆愈，头发也黑了，皮肤也好了，又娶了妻子，生了好几个儿子，于是改名叫何能嗣，后来儿孙也跟着吃，都很长寿并多子，能嗣和儿子延秀都活了160岁，孙子何首乌130岁还满头黑发，后来他把药传给了乡里的其他人，人们就把这药称作"何首乌"了。

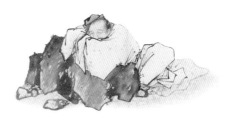

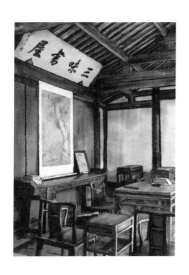

人形仙药名扬百草园

那又为何现在有那么多人都认为何首乌会长成人形呢，恐怕鲁迅先生的文章《从百草园到三味书屋》功不可没，他描写的小时候拔起何首乌看它的根是不是人形的情景，作为中学课文，流传再广也不奇怪。

实际上民间人形仙药的传说版本很多，一个传说还和八仙有关：安徽有座女山寺，始建于西汉，规模宏大，香火旺盛，唐时一位僧人偶然在寺后发现了一对何首乌，酷似人形，四肢五官俱全，众人都说吃了便可成仙成佛，老方丈吩咐伙房水洗煮了，并召集全寺众僧于大殿开会，研究如何分食，连伙房僧人也一并列席。恰巧张果老外出访友路过，又渴又饿，被异香吸引，见伙房无人，禁不住煮好的何首乌的诱惑，一口气吃了个干净，还把剩下的汤水喂了毛驴，众僧会后发现，便要杀了张果老吃肉，张果老倒骑毛驴，踏云飞天而去，从此位列仙班，成了八仙之一。

应用

何首乌临床应用有生首乌和制首乌之别。生首乌有轻度泻下作用，以其滋水之速，性兼发散，能润肠、消痈，主治瘰疬疮痈、风疹瘙痒、肠燥便秘。制首乌古法为与黑豆九蒸九晒而成，方能滋补肝肾、益精养血、补阴固脱。此外何首乌的藤茎也入药，可养心安神、祛风通络，用于失眠、多梦、多汗、血虚身痛、痈疽、瘰疬、风疮疥癣等。

注意： 大便溏泄及有湿痰者慎服。忌铁器。忌与猪肉、血、无鳞鱼、萝卜、葱、蒜一起食用。

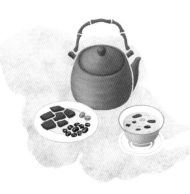

红枣首乌茶

制首乌 50 克，红枣 10 枚，蜜枣 2 枚。将红枣洗净，去核，首乌浸洗干净。把所有材料放入砂锅，倒入 6 碗清水，大火煮沸，改小火煮一个半小时，剩下 3 碗水即成。

此茶可滋补肝肾、补气益血、养颜润发，还能降低血脂，对预防动脉硬化也有帮助。

何首乌粥

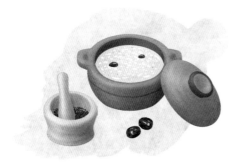

制首乌 30 克，粳米 80 克，红枣 2 枚。将首乌在石臼中捣为细粉备用。粳米放入砂锅内，加水 800 毫升煮成稀粥，和入首乌粉，轻轻搅匀，用文火烧至数滚，见粥汤稠黏停火，盖紧焖 5 分钟，亦可依口味加适量白糖。每天早晚餐温热顿服。适合有精血亏虚、心悸失眠、头晕耳鸣、发须早白、腰膝酸软等症状的人群。

何首乌煨鸡

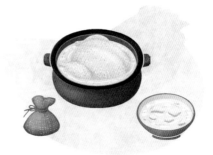

制首乌 30 克，母鸡 1 只。将何首乌捣粉备用。将母鸡宰杀后去毛及内脏洗净，用布包首乌粉，纳入鸡腹内，放瓦锅内，加水适量，煨熟。从鸡腹内取出何首乌袋，加食盐、生姜、料酒适量即可。

食用时吃肉喝汤，每日 2 次。鸡肉也是滋补虚损的佳品，配合首乌可益血强肾、滋阴益肝、补精填髓。

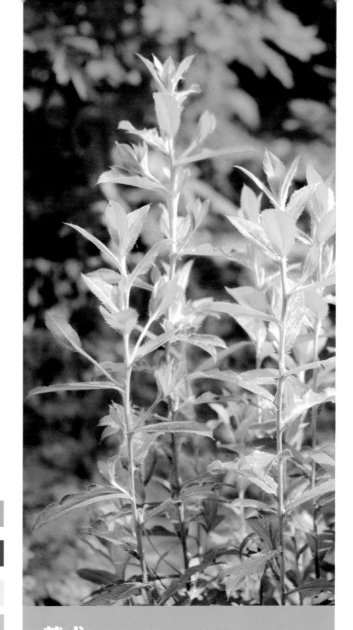

 苍术（根茎）

性 温

味 辛 苦

归 脾经 胃经

肝经

 健脾，燥湿，祛风，散寒，解郁，明目。

主 用于湿阻中焦，脘腹胀满，泄泻，水肿，脚气痿躄，风湿痹痛，风寒感冒，夜盲，眼目昏涩。

苍术 *Atractylodes lancea* (Thunb.) DC.
菊科，别名赤术、青术、仙术、马蓟、山精、南苍术、茅苍术等，多年生直立草本植物，具有特异的芳香，分布于江苏、浙江、安徽、江西、山东、河南、湖北、四川等地，各地多有栽培。野生于山坡草地、林下、灌木丛及岩缝中。

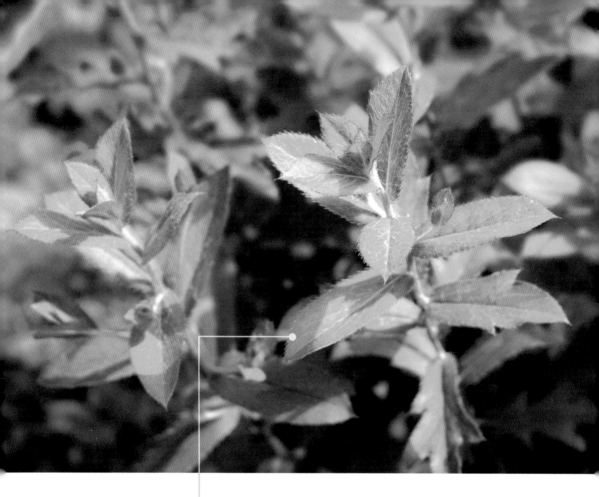

辨别

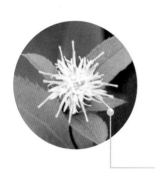

茅苍术（南苍术）：根状茎粗肥，结节状，节上有细须根，外表棕褐色，有香气，断面有红棕色油点。叶互生，基部叶有柄或无柄，常在花期前脱落；中部叶椭圆状，完整或3~7羽状浅裂，边缘有刺状锯齿；上部叶渐小，不裂，无柄。

头状花序多单独顶生，基部具二层与花序等长的羽裂刺缘的苞状叶；花两性或单性，多异株；花全为管状，白色；两性花冠毛羽状分枝，较花冠稍短。瘦果圆筒形，被黄白色毛。花期8~10月，果期9~12月。

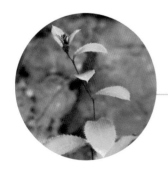

北苍术与茅苍术大致相同，其主要区别点为叶通常无柄，叶片较宽，卵形或窄卵形，一般羽状5深裂，茎上部叶3~5羽状浅裂或不裂；头状花序稍宽，总苞片多为5~6层，较茅苍术略宽。花期7~8月，果期8~9月。

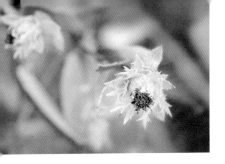

祛风散寒野草愈痼疾

　　苍术通常有南苍术和北苍术两种，南苍术最早出自茅山，所以也称茅苍术，关于茅苍术入药的由来，有这样一个传说。

　　话说古时茅山观音庵里有个老尼姑会看病，附近的人常来求医，但她很贪财，总是看钱下药，不愿给穷人治病。老尼姑平时不采药，而是派一个不懂药的小尼姑按她说的样子去采。有天一个穷人来求医，老尼姑赶他走，小尼姑不忍，在筐里抓了把开白花的草偷偷塞给了他，过后又觉得不安，担心不对证吃坏了。不想过了些日子，那人登门感谢说治好了他爹多年的足膝软瘫病。老尼姑很奇怪，庵里没有这种药啊，问小尼姑，小尼姑一口咬定不知道。事后小尼姑才明白，原来那草叫苍术，并不是老尼姑让她采的药，可能是无意中裹进了药篮。后来小尼姑离开了观音庵，以挖苍术为生，治好了许多病人，苍术这种药就传开了。

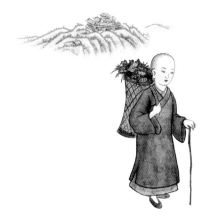

燥湿解郁良方辟邪秽

　　到了宋朝，苍术已经是应用很广泛的药物，甚至在一些传奇故事里出现。

　　传说江南有个书生进京赶考，回程途径杭州，邂逅一美丽女子，同游西湖，心仪之下相邀同归，却遭婉拒，怅然离去。五年后书生旧地重游，又遇到那位女子，再续前缘，花前月下多日，难舍难离，书生再次相邀归家，女子才黯然说自己因思念成疾离世，现在已是鬼魂，了却前缘就要离去，书生被阴气所染，回家后必定腹泻大作，当服平胃散解之，平胃散由苍术、厚朴、陈皮、炙甘草加姜枣组成，其中的苍术可祛除邪气。书生返家果然腹泻，依言服药才康复。古人认为荒野岚瘴或瘟疫恶气都和"湿"有关，而这些邪气又和鬼魅之说同气相应，而苍术辛温，能燥湿解郁，胜四时不正之气，所以才有这样的故事流传下来。

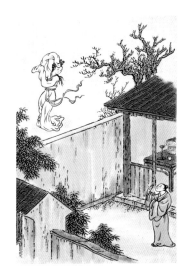

应用

苍术芳烈燥散，可升可降，走而不守，散风益气、行瘀开郁，是治疗风湿痹痛，饮食不洁或感冒引起的水泻不止，暴饮暴食造成的脾胃运化失常、腹胀腹痛等问题的重要药物。

注意： 阴虚内热、出血者、气虚多汗者忌服。忌与胡荽、大蒜同食。

苍术消毒

苍术可以除湿辟秽，在净化室内空气、杀菌消毒方面有独特的效用。如遇梅雨季节后屋内潮湿，或者空屋很久没有人居住，都可用苍术烧烟熏过，再搬进去住，可以驱除蚊虫、清新空气、预防传染病，一些地区在端午节时也有用苍术烧烟熏屋的传统。现代的一般做法是按需消毒空间每立方米用苍术片 1 克计，将苍术放在 95% 乙醇中浸泡 24 小时，取出放在准备消毒的室内耐高温容器内，点燃，令火焰熄灭烟雾上升，熏 2 小时。

苍术猪肝粥

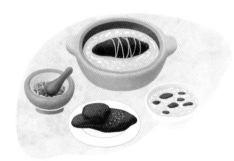

苍术 9 克，新鲜猪肝 100 克，小米 150 克。将苍术洗净焙干研成末，猪肝洗净，同冷水入锅煮 3 分钟，捞出切成相连的两片，中间撒上苍术末，用麻线扎好。将小米洗净和猪肝放入砂锅。加适量清水，旺火烧开，去浮末，转小火煮至猪肝熟时捞出，切成小片，再放在粥中续煮至粥成，加精盐调味即可。此粥养肝明目，也可用羊肝。

苍术冬瓜祛湿汤

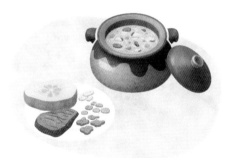

苍术 15 克，泽泻 15 克，冬瓜 250 克，猪瘦肉 500 克，生姜片适量。将苍术、泽泻洗净，冬瓜、猪瘦肉洗净切块。锅内烧水，水开后放入猪瘦肉焯去血水，将苍术、泽泻、冬瓜、猪瘦肉、生姜片一起放入砂锅内，加入适量清水，大火煲沸后，用小火煲 1 小时，调味即可。此汤清润养生，利于降脂。

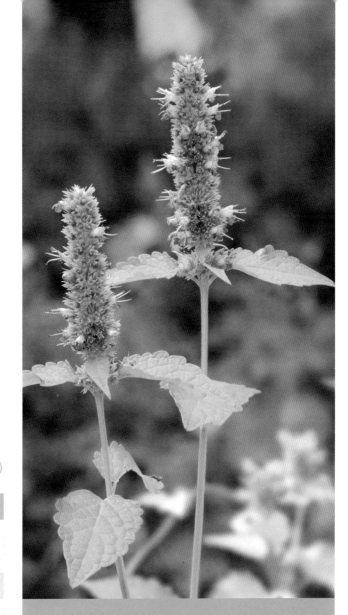

 药 藿香（地上部分）

 性 微温

味 辛

归 脾经　　胃经

肺经

功 祛暑解表，化湿和胃。

主 用于夏令感冒，寒热头痛，胸脘痞闷，呕吐泄泻，妊娠呕吐，鼻渊；外用治手、足癣。

藿香 *Agastache rugosa* (Fisch. et Mey.) O. Ktze.
唇形科，别名土藿香、合香、苍告、山茴香、排香草、猫尾巴香、大叶薄荷、水蘇叶等，多年生草本植物，全国大部分地区均有分布。生于山坡、路旁、田埂等处，温暖湿润向阳处为多。

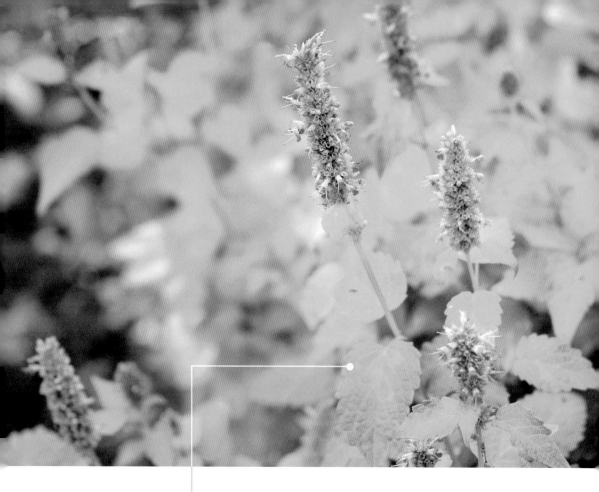

辨别

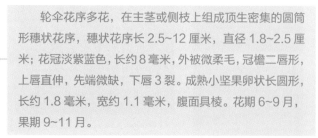

　　茎直立，四棱形，上部具能育的分枝，被绒毛。叶心状卵形至长圆状披针形，先端尾状长渐尖，基部心形，边缘具粗齿，纸质，上面橄榄绿色，近无毛，下面略淡，被绒毛及点状腺体；叶柄长1.5~3.5厘米。

　　轮伞花序多花，在主茎或侧枝上组成顶生密集的圆筒形穗状花序，穗状花序长2.5~12厘米，直径1.8~2.5厘米；花冠淡紫蓝色，长约8毫米，外被微柔毛，冠檐二唇形，上唇直伸，先端微缺，下唇3裂。成熟小坚果卵状长圆形，长约1.8毫米，宽约1.1毫米，腹面具棱。花期6~9月，果期9~11月。

姑嫂相依解暑二香草

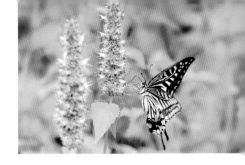

藿香全株都具香味且气味独特，一些园林甚至将藿香运用到一些盲人服务绿地，以气味指路。而在人们更为熟知的入药方面，则以治疗中暑最为闻名。

传说古时有户人家哥哥从军在外，妹妹藿香与嫂子佩兰二人在家相依为命，每日一起种田持家，日子倒也宁静和美。一年夏天，连日闷热潮湿，嫂子因劳累中暑，头痛眩晕，心悸恶心，藿香想起哥哥教过后山有两种能治这病的药草，急忙去采，不料在山上被毒蛇咬伤。她强撑回家，嫂子一见大惊，情急之下抱起她的伤腿用嘴吸吮伤口的毒液。无奈藿香中毒已深，终告不治，而嫂子也中了毒，临死时把妹妹采来的两种药草交给赶来的村民，告诉他们这是祛暑湿的良药，从此人们就把其中一种圆叶粗茎的称作"藿香"，另一种称作"佩兰"，久之"藿香"就写成"藿香"了。

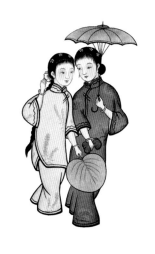

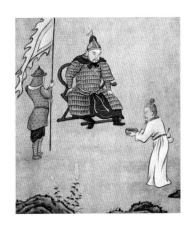

麓川征伐正气十万兵

如今藿香最知名的成药就是藿香正气水了，一到夏天，人人家里都要备上几盒。关于藿香正气水，也有一段历史故事：明代正统年间，云南麓川属国叛乱，明军三征麓川，将士们初到云南水土不服，头痛身重胸闷，腹痛呕吐、恶寒发热接踵而来，十万大军几无战力。领军的李将军心急如焚，命人四处访医寻药，终于找到一法，用当地所产的藿香加上紫苏叶油等煎水服用，只是这副药虽有效但药效太慢又很难吃。后来李将军也患了病，当药师送给他服用时，因药实在难吃，他服后抓过身边的酒一饮而尽，没想到酒使药性在他体内挥发得快了许多，第二天病症全消，他大喜命人拿酒混着草药服用，不久病愈的明军战胜了边境的土司，当地老百姓便称明军为"正气军"，称李将军为"正气将军"，而加了酒的藿香水也就成为了"藿香正气水"。

应用

藿香有芳香化湿、解暑发表之功效，既可化在里之湿浊，又可解在表之暑湿，暑令常用于暑湿证及湿温证初起，又能和中止呕，对脾胃湿浊引起的呕吐最为适宜。《本草正义》载：藿香芳香不嫌其猛烈，温煦不偏于燥热，能祛除阴霾湿邪，而助脾胃正气，为湿困脾阳，倦怠无力，饮食不甘，舌苔浊垢者最捷之药。

注意： 阴虚火旺、舌绛光滑及胃弱欲呕、胃热作呕者忌用。不宜久煎。鲜品加倍。

藿香茶、粥

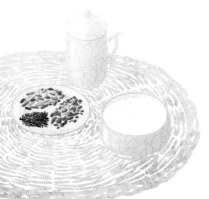

藿香有杀菌功能，口含一叶可除口臭，预防传染病，并能用作防腐剂。藿香的嫩茎叶也可食用，夏季将藿香泡茶或煮粥，对暑湿重证、脾胃湿阻、脘腹胀满、肢体重困、恶心呕吐有效。

茶：藿香、佩兰各 10 克，红茶 5 克。将红茶、藿香、佩兰放入杯中，加入 200 毫升沸水冲泡，再加盖闷约 5 分钟，晾凉即可。

粥：藿香嫩叶 30 克，粳米 50 克。将藿香洗净，放入铝锅内，加水煎 5 分钟，弃渣取汁。将粳米洗净入锅内加水适量，武火烧沸改文火熬煮，待粥熟时，加入藿香汁，再煮一二沸即可食用。

巧用藿香正气水

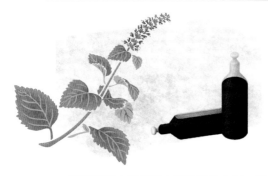

藿香正气水是传统中医的经典方剂，具有化湿解表、理气和中的功效，可用于治疗夏季感冒、肠胃型感冒、急性胃肠炎等疾病，外用也在很多方面有不错的疗效。

晕车晕船：乘坐车、船前，用药棉蘸取藿香正气水敷于肚脐内，可预防晕车晕船。

蚊咬：夏日被蚊虫叮咬，用藿香正气水外涂患处，很快可减轻或消除瘙痒感。

湿疹：每日用温水清洗患处后，用藿香正气水外涂患处，每天 3~5 次，连续用 3~5 天。

痱子：中医认为痱子由表热夹湿引起，而藿香正气水正可解表祛热除湿，所以对痱子有良效，配合止汗爽身粉疗效更好。

婴幼儿腹泻：取干净纱布折叠成 4~6 层置于患儿肚脐处，将藿香正气水置于水中预热，待药温适宜时倒在纱布上，以充盈不溢为度，用保鲜膜覆盖纱布，再用胶布固定，2~3 小时后取下，每日 2~3 次。

个别患者服用本品后出现过敏性反应，患者特别是有过敏体质者应注意用药安全，最好在医生的指导下服用。

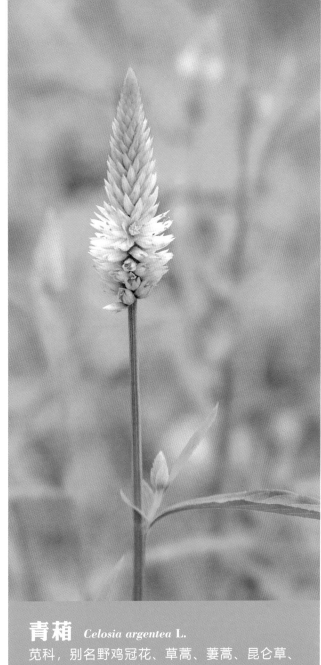

药 **青葙子**（种子）

性 微寒

味 苦

归 肝经

功 清肝火，祛风热，明目退翳。

主 用于肝热目赤，眼生翳膜，视物昏花，肝火眩晕，鼻衄，皮肤风热痛痒，疥癞疮癣。

青葙 *Celosia argentea* L.

苋科，别名野鸡冠花、草蒿、萋蒿、昆仑草、百日红、狗尾草、鸡冠苋、鸡冠子菜等，一年生草本植物，全国各地均见分布，野生或栽培。野生于山坡或荒野路旁，可高达海拔1100米。

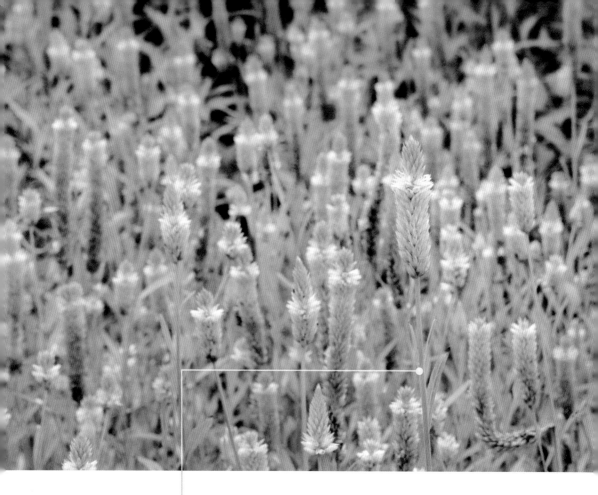

辨别

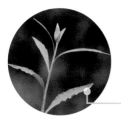

茎直立，全体无毛，有分枝，绿色或红色，具显明条纹。叶片矩圆披针形、披针形或披针状条形，少数卵状矩圆形，绿色常带红色，顶端急尖或渐尖，具小芒尖，基部渐狭。

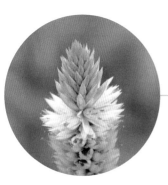

花多数，密生，在茎端或枝端成单一、无分枝的塔状或圆柱状穗状花序；花被片矩圆状披针形，初为白色顶端带红色，或全部粉红色，后成白色，顶端渐尖。胞果卵形，包裹在宿存花被片内。种子呈扁圆形，少数呈圆肾形，直径1~1.8毫米。表面黑色或红黑色，光亮，中间微隆起，侧边微凹处有种脐。花期5~8月，果期6~10月。

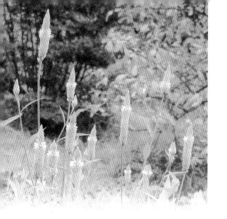

救人治病明目青葙子

　　青葙花穗独特，十分优美，而除顶部花穗外都很像鸡冠花，所以也被称为"野鸡冠花"，但主要不是用于观赏，因为人们早发现它的种籽是治眼疾的良药。

　　相传古时有位猎人，长得粗壮有力，一天在山林里听到隐隐约约的哭声，他循声搜寻，发现草丛中有一只青色的大箱子，他打开箱盖，里面蜷缩着一个衣衫破烂的姑娘。原来姑娘的母亲害了眼病，山村里来了两个人自称医生，姑娘请他们给母亲治病，两人借口要上山采药，让姑娘带路，上山后就把姑娘关进了箱子，准备卖到别处，恰巧遇到猎人，做贼心虚丢下箱子跑了。猎人送她回了家，又采来野鸡冠花种子煎汤，一半服用，一半洗眼睛，不久老人的眼睛就治好了。人们记住了这个故事，从此便把野鸡冠花叫"青葙"，它的种子就叫"青葙子"了。

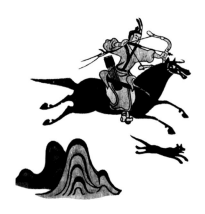

保命疗伤止血金疮药

　　另一个故事也和猎人有关，说的是一个猎人箭术不太好，总是不能一箭射死猎物，好在只要射中，猎物受伤失血，跟在后头也总能等到猎物倒下的时候。有一天他射中了一头公鹿，又只是伤了前腿，猎人相信它跑不了多远，于是就在后面沿着血迹慢慢地跟着，谁知跟了一天之后，血迹没有了，鹿也就此失去了踪影，猎人很纳闷，难道那头鹿的伤自动愈合了？

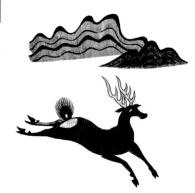

　　说来也巧，一年之后，猎人又遇到了这头公鹿，前腿的疤痕十分明显，猎人不由火起，弯弓就射，再次没有意外地射伤却没射死，这次猎人没放松，紧紧跟住，发现那鹿一瘸一拐跑到一片粉红的花丛中，嚼碎了那植物的叶子敷在了伤口上，很快止住了血跑掉了。猎人大奇，将那植物采回，村里有认识的人说是青葙，从此青葙的茎叶，也成为了能够治外伤出血的金疮药。

应用

青葙子苦寒清降，功专清泻肝经实火以明目退翳，用于治疗肝火上炎所致目赤肿痛、眼生翳膜、视物昏花诸症，是眼科常用药；它清泻肝火以平抑肝阳，因此可用于治疗肝阳化火所致头痛、眩晕、烦躁不寐；它燥湿清热，也可用于杀虫、止血，也用来治疗皮肤中热导致的风瘙身痒等症。

注意： 青葙子清泄肝火之力较强，且能扩散瞳孔，故肝肾亏虚、虚寒火衰者及瞳孔散大、青光眼患者忌用。

青葙子清心明目枕

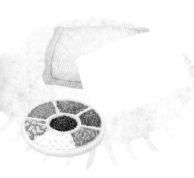

青葙子200克，杭菊花500克，荷叶300克，决明子300克，绿茶叶500克，红花100克，辛夷花100克，装入干净密集棉布制作的枕芯，再外套枕套即可。

常睡此药枕有清心明目、活血通络、开窍醒神的功效。

青葙蜂蜜黑枣

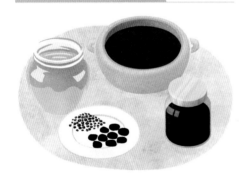

青葙子100克，黑枣（去核）500克，蜂蜜500克。将青葙子放入砂锅，加适量清水煎煮，每20分钟取煎液1次，共取3次。将药液混合，加入去核黑枣，煎煮至枣熟烂。余汁将干时加入蜂蜜调匀，煮开停火，冷却后装瓶。每次服用15克，每日1次。白内障及夜盲症患者常食有很好的疗效。

青葙子鱼片汤

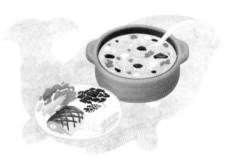

青葙子9克，鱼肉50克，豆腐250克，海带（水发）、时令蔬菜适量。青葙子入砂锅内水煎，文火煎2次，取子煎汁放锅内，放入洗净切碎的海带再煮，煮10分钟后捞出海带。鱼肉切片，放入碗内加少量汤汁拌和，与豆腐下锅稍煮后下蔬菜，加调料，略煮即可。此汤适合日常养生食用，可清肝火，宁神益智，减肥瘦身。

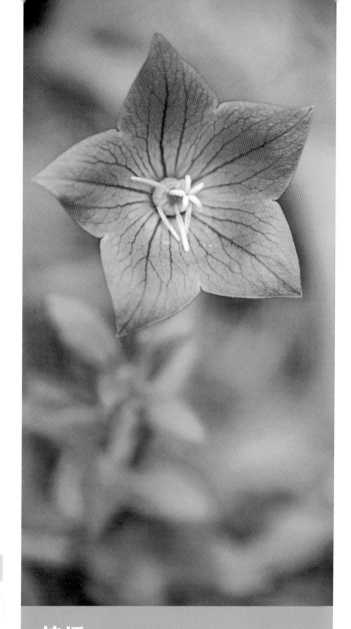

 药　桔梗（根）

 性　平

 味　苦　辛

 归　肺经

功　宣肺，利咽，祛痰，排脓。

主　用于咳嗽痰多，胸闷不畅，咽痛音哑，肺痈吐脓，痢疾腹痛，小便癃闭。

桔梗 *Platycodon grandiflorus* (Jacq.) A. DC.
桔梗科，别名包袱花、僧帽花、铃铛花、卢茹、梗草、苦菜根等，多年生草本植物，全国东部、北部、南部及西南部均有分布，各地多有栽培。野生于海拔 2000 米以下的向阳山地草坡、林缘、灌丛中。

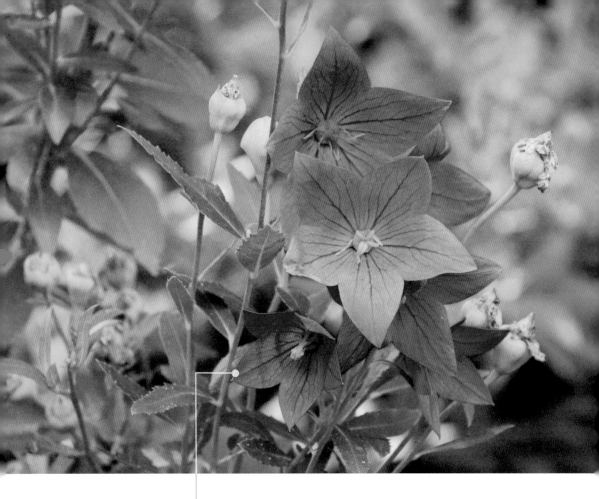

辨别

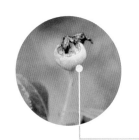

花单朵顶生，或数朵集成假总状花序，或有花序分枝而集成圆锥花序；花萼钟状，裂片5，被白粉，裂片三角形，或狭三角形，有时齿状；花冠大，长1.5~4.0厘米，蓝色、紫色或白色。蒴果球状，或球状倒圆锥形，或倒卵状，长1~2.5厘米，直径约1厘米。花期7~9月，果期8~10月。

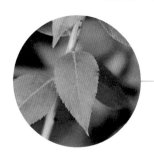

茎高20~120厘米，通常无毛，偶密被短毛，不分枝，极少上部分枝。叶全部轮生，部分轮生至全部互生，无柄或有极短的柄，叶片卵形，卵状椭圆形至披针形，基部宽楔形至圆钝，顶端急尖，上面无毛而绿色，下面常无毛而有白粉，边缘具细锯齿。

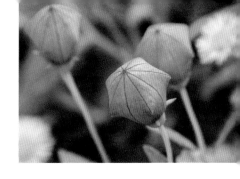

花美味鲜歌唱道拉基

桔梗花未开时形状像个小包袱，又像旧时的僧帽，所以也叫包袱花、僧帽花，盛开时又像一个个蓝色的铃铛，十分美丽。在朝鲜和中国延边地区，桔梗是有名的朝鲜族泡菜食材，当地民歌《桔梗谣》唱的就是它："道拉基道拉基道拉基，白白的桔梗哟长满山野，只要挖出一两根，就可以装满我的小菜筐……"

"道拉基"就是桔梗的朝鲜文叫法，在朝鲜族的民间传说中，道拉基是一位姑娘的名字，因生得美丽，被地主抢去抵债，她的恋人一怒之下砍死了地主，结果被关入监牢，姑娘悲痛而死，临终前要求葬在青年砍柴必经的山路上。第二年春天，她的坟上开出了一种紫色的小花，人们就叫它"道拉基"，并编成歌舞传唱舞蹈，赞美少女的爱情，也表达采集桔梗时的欢快心情。

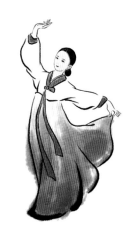

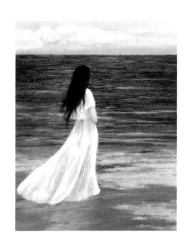

永恒无望真爱化良药

还有一个传说也和爱情有关，名叫桔梗的姑娘和青梅竹马的少年约定了终身，但少年出海捕鱼，去了很远的地方，桔梗每天望着大海，默默等待。十年过去，小伙子全无消息，各种悲伤的猜测流传着，姑娘每天在海边祈求上苍，希望心爱的人早日归来，岁月流逝，红颜老去，海边的守望从未改变。她死后变成了花，所以桔梗花的花语是"永恒的爱和无望的爱"。

对于中国人，桔梗除了当做野菜和咸菜，更重要的用途是入药，它的根有止咳祛痰、宣肺、排脓等作用，是很常用的药材。单看"桔梗"这个名字，有人会误以为是桔子（橘子）的梗，但实际上它与桔子没有任何关系，李时珍在《本草纲目》中专门解释说："此草之根结实而梗直，故名桔梗。"因此"桔"字在这里要读 jié 而不读 jú。

应用

《景岳全书》：桔梗气轻于味，阳中有阴，其性浮。用此者，用其载药上升，故有舟楫之号，入肺、胆、胸膈、上焦。载散药表散寒邪；载凉药清咽疼喉痹，亦治赤白肿痛；载肺药解肺热肺痛，鼻塞唾脓咳嗽；载痰药能消痰止呕，亦可宽胸下气。

《本草通玄》：桔梗之用，惟其上入肺经，肺为主气之脏，故能使诸气下降。

注意： 桔梗性升散，凡气机上逆、呕吐、呛咳、眩晕、阴虚火旺、咳血等不宜用。邪在下焦者勿用，凡攻补下焦药中勿入。胃及十二指肠溃疡者慎服。用量过大易致恶心呕吐。畏白及、龙眼、龙胆。忌猪肉。

桔梗泡菜

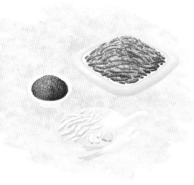

　　干桔梗 100~200 克，去皮生姜 1 块，大蒜 1~3 瓣，葱白两枝，糯米粉 2~3 勺，红辣椒粉适量。将干桔梗在冷水中泡 5~8 小时至雪白膨胀，清水洗净，加大量盐用力搓揉 10 分钟，用清水冲洗至盐味将尽，控干，纵向切成细条。姜蒜剁细，葱白洗净切段。取小碗加糯米粉加水 5~8 勺搅开后微波 30 秒至半透明状，搅拌均匀加红辣椒粉，姜蒜及盐适量，白糖 2~3 勺搅拌后倒在桔梗上，加入葱白、熟白芝麻，搅拌均匀，在冰箱冷藏室中放 1~2 小时即可。

桔梗宣肺茶

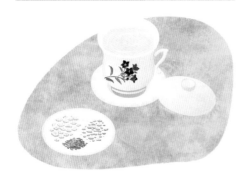

　　桔梗 3 克，甘草 3 克，绿茶 2 克。将 桔梗、甘草入杯中，放入绿茶后，用开水浸泡 10 分钟即可。

　　此茶可宣肺降气、疏风清热，适合风热咳嗽、痰多色黄、咽喉肿痛等患者饮用。

桔梗瓜菜

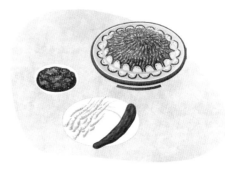

　　鲜桔梗 150 克，黄瓜 50 克、辣椒酱、醋、盐适量。将鲜桔梗洗净，剥去黑皮，挤去水分，入沸水锅内焯一下捞出切片。黄瓜去瓤切片，用盐稍腌去水。将桔梗和黄瓜放在一起，加辣椒酱、醋调匀即成。

　　此菜清热解毒、开宣肺气，适用于咽喉肿痛、外感咳嗽、消渴烦热、目赤肿痛等证。

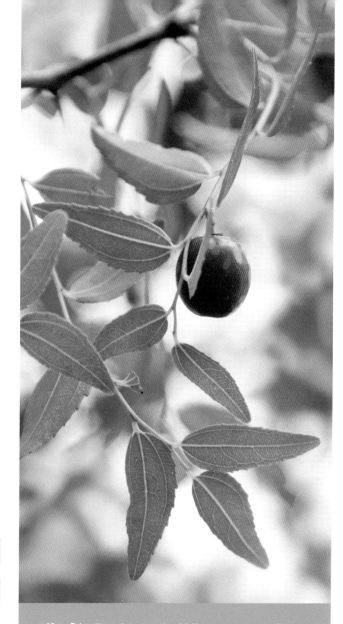

药 酸枣仁（种子）

性 平

味 甘　酸

归 肝经　胆经

心经

功 养心补肝，宁心安神，敛汗，生津。

主 用于虚烦不眠，惊悸多梦，体虚多汗，津伤口渴。

酸枣 *Ziziphus jujuba* Mill. var. *spinosa* (Bunge) Hu ex H. F. Chow
鼠李科，别名棘、棘子、野枣、山枣、角针等，落叶灌木或小乔木，分布于华北、西北以及辽宁、江苏、安徽、山东、河南，各地广有栽培。耐干旱，常生于向阳或干燥的山坡、山谷、丘陵、平原、路旁及荒地上。

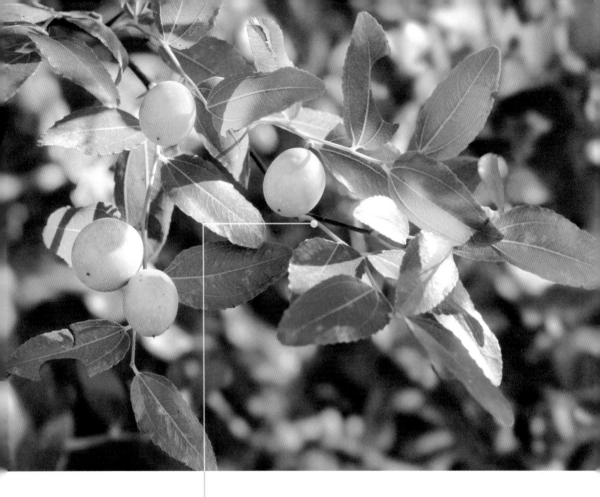

辨别

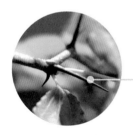

　　高 1~3 米。老枝褐色，幼枝绿色。枝上有刺。叶互生；叶片椭圆形至卵状披针形，先端短尖而钝，基部偏斜，边缘有细锯齿。

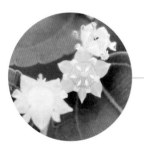

　　花小，2~3 朵簇生于叶腋；花瓣黄绿色，与萼互生。核果肉质，近球形或短矩圆形，直径 0.7~1.2 厘米，成熟时暗红褐色，具薄的中果皮，味酸，核两端钝。种子扁圆形或椭圆形，长 5~9 毫米，宽 5~7 毫米，表面紫红色或紫褐色，平滑有光泽，有的具纵裂纹。花期 6~7 月，果期 9~10 月。

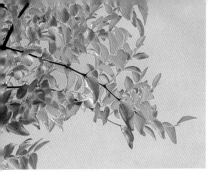

太子登天挂缑染仙气

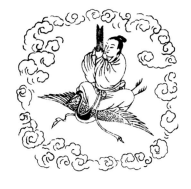

酸枣树常常为旅行爬山的人们带来惊喜，这种带刺的小树可以说全身是宝，除了果实酸甜可口外，叶子可以泡茶，枣花是最好的蜜源，枣仁是重要药材，枣壳可做活性炭，枝干木质坚硬耐磨，是制作农具的好材料。

最早关于酸枣树的传说发生在周代，周灵王太子名晋，聪明博达，灵王二十一年谷水和洛水泛滥，灵王决定以壅堵洪，太子晋进谏提出应以疏导为主，指责灵王这是"亡王之为"，惹得灵王大怒，被废为庶人，自言三年后"将上天到玉帝之所"。三年后讣告传来，人们却传说他登仙而去，《列仙传》里写他随道士浮丘公上嵩山修炼，后乘白鹤出现在一座高山上，离去时剑柄的缑绳挂在了山上的酸枣树上，于是那山便被称为缑山，酸枣树也沾上了仙气。后来武则天途经缑山，百姓献酸枣叶茶，还引得她为太子晋撰写了碑文。

药王妙手醉卧治癫狂

酸枣仁的药用，在《神农本草经》里已有记载，后世它更成为了宁心安神、治疗睡眠问题的常用药。

传说唐代永淳年间，相国寺僧人允惠患了癫狂证，经常妄哭妄动，狂呼奔走，其兄请来了孙思邈，孙诊查后配了一包药粉，调入白酒，允惠服下后在一僻静房间入睡，直睡到次日半夜，醒后神志清楚，癫狂痊愈，敬谢之余问起其中道理，孙思邈说这是取酸枣仁安神之功效，配成朱砂酸枣仁乳香散，调酒服用，微醉为度，服完睡到自然醒，病就好了，曾有位吴正肃也患此疾，服完竟睡了五天才醒，醒后病也好了。

酸枣仁药用有生用，也有炒熟用，明代医家龚廷贤的《药性歌括四百味》中有"酸枣味酸，敛汗驱烦，多眠用生，不眠用炒"的句子，意思是说治疗白天睡不醒要用生枣仁，晚上睡不着则用炒枣仁。

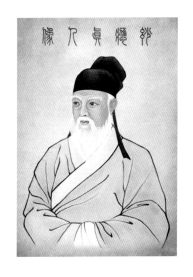

应用

《本草经疏》：酸枣仁，实酸平，仁则兼甘。专补肝胆，亦复醒脾。熟则芳香，香气入脾，故能归脾。能补胆气，故可温胆。母子之气相通，故亦主虚烦、烦心不得眠。其主心腹寒热，邪结气聚及四肢酸疼湿痹者，皆脾虚受邪之病，脾主四肢故也。胆为诸脏之首，十一脏皆取决于胆，五脏之精气，皆禀于脾，故久服之，功能安五脏。

注意： 凡有实邪郁火及滑泄者慎服。

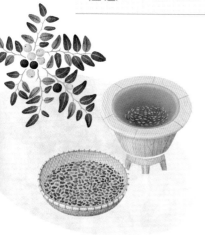

酸枣叶茶

4~6月采摘酸枣嫩叶及芽，剔除杂质，薄摊晾晒于通风处备用。用炒锅适度杀青，锅温200℃，闷炒至变色柔软。冷却后用手将叶紧握成团，在木板上推滚，使叶片呈卷曲状。将揉捻过的叶子入锅中用手或小木板压在锅内滚炒15~20分钟，取出摊凉，再将回软的叶子倒入锅内，以文火炒至叶烫手，取出摊凉后装罐于干燥避光处储存。此茶可补肝胆，益肝气，除烦安神，降压降脂。

酸枣酒

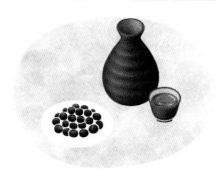

成熟的酸枣1000克，清酒或米酒1000克。将酸枣洗净，控干水分。放入密封容器，倒入酒。在阴凉处放置30天，待酒变成酱红色即可。也可以加入适量冰糖调成甜味。

每日饮一小杯可宁心神，安睡眠，养五脏，润肌肤。

酸枣仁粥

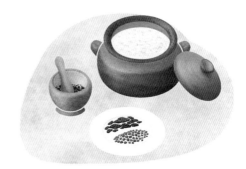

酸枣仁10克，生地黄15克，粳米100克。将酸枣仁捣碎，与地黄水煎取汁，与粳米同入砂锅内，煮至米烂汤稠停火，盖紧盖，焖5分钟即可。

此粥中酸枣仁滋养安神，生地黄养阴清心，适合心阴不足、心烦发热、心悸失眠者食用。

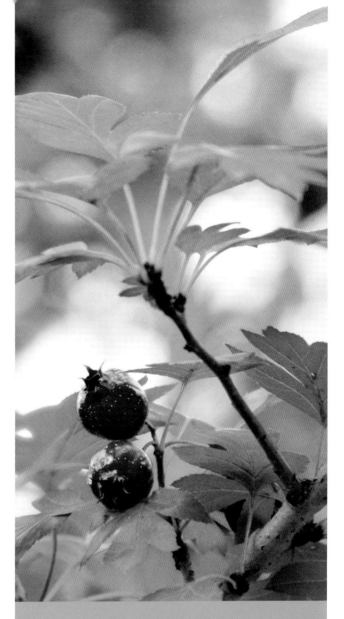

药 山楂（果实）

性 微温

味 酸　　甘

归 脾经　　胃经

　　肝经

功 消食健胃，行气散瘀，化浊降脂。

主 用于肉食积滞，胃脘胀满，泻痢腹痛，瘀血经闭，产后瘀阻，心腹刺痛，胸痹心痛，疝气疼痛，高血脂症。焦山楂消食导滞作用增强。用于肉食积滞，泻痢不爽。

山楂 *Crataegus pinnatifida* Bge.

蔷薇科，别名山里果、山里红、酸里红、红果、棠球子、酸查等，落叶乔木，中国北方常有栽培，分布于东北、华北、西北和山东、江苏、河南等地。生于山坡、溪边、路边疏林及灌丛中。

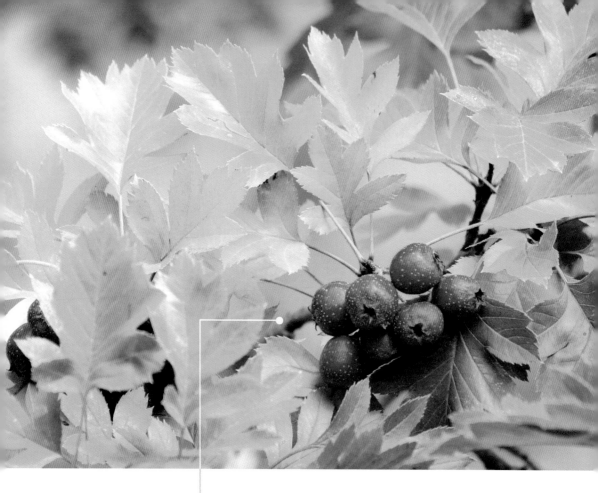

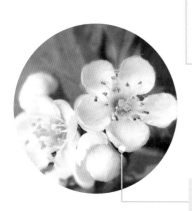

辨别

高可达 6 米，树皮粗糙，暗灰色或灰褐色；小枝圆柱形，当年生枝紫褐色，无毛或近于无毛，疏生皮孔，老枝灰褐色。叶片宽卵形或三角状卵形，稀菱状卵形，先端短渐尖，基部截形至宽楔形，通常两侧各有 3~5 羽状深裂片，边缘有尖锐稀疏不规则重锯齿。

伞房花序具多花；花瓣倒卵形或近圆形，白色；花药粉红色。果实近球形或梨形，直径 1~1.5 厘米，深红色，有浅色斑点；小核 3~5，外面稍具棱，内面两侧平滑；萼片脱落迟，先端留一圆形深洼。花期 5~6 月，果期 9~10 月。

山楂恋曲中外谱真情

　　说到山楂树，总是会想起前几年大热的《山楂树之恋》里那个纯真凄婉的爱情故事，以及那首前苏联老歌《山楂树》，歌中那个姑娘偷看山楂树下的两个小伙子，不知道该选择谁的画面也确实很浪漫，但大家可能不知道的是，俄语原版歌曲中，说的并不是山楂树，而是乌拉尔的花楸树，这是不同属种的另一种植物，大概是因为国内较少，译者便改成了山楂树。

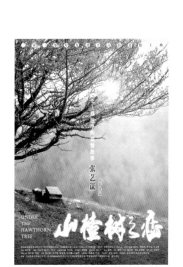

　　真正中国版的山楂树之恋发生在山东，也和其他的植物有关，传说青州驼山脚下，有个美丽姑娘叫石榴，爱上了名叫白荆的小伙子，不料皇帝把她抢走要纳为妃子，白荆追至南山，伫立山巅守望，日久化为一棵小树。石榴后来逃离皇宫，找到白荆的化身，悲痛欲绝，也幻化为树，还结出鲜艳的小红果。皇帝闻讯命人砍树，并下令叫它"山渣"——山中渣滓的意思，但广大人民群众可不这么认为，于是改称为"山楂"。

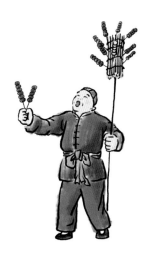

冰糖葫芦古今消食积

　　关于山楂的药食应用，最著名的就是冰糖葫芦了，那一串串红彤彤圆溜溜又酸又甜的美食，不知勾引着多少孩子的口水，关于它的来历，传说是这样的：

　　话说南宋绍熙年间，宋光宗最宠爱的黄贵妃生了病，不思饮食，变得面黄肌瘦。御医战战兢兢，用了许多贵重药物，都不见效。眼见贵妃一日日病重，皇帝只好张榜招医。一位江湖郎中揭榜进宫，为贵妃诊脉后开了一个不像药方的药方：将"棠球子"（山楂的别名）与红糖煎熬，饭前吃5~10枚，半月后病就会好。贵妃按方服用后，果然如期病愈。

　　宋光宗龙颜大悦，降旨把此法炮制的山楂作为宫中常备药膳。后来，这酸脆香甜的糖山楂传到了民间，老百姓又用竹签串起来，慢慢就变成了今天的冰糖葫芦。

应用

《医学衷中参西录》：山楂皮赤肉红黄，故善入血分为化瘀血之要药。能除疢癖癥瘕、女子月闭、产后瘀血作疼（俗名儿枕疼）。为其味酸而微甘，能补助胃中酸汁，故能消化饮食积聚，以治肉积尤效。其化瘀之力，更能蠲除肠中瘀滞，下痢脓血，且兼入气分以开气郁痰结，疗心腹疼痛。

注意： 多食耗气、损齿、易饥，气虚便溏、脾虚不食者禁用。服人参者忌之。孕妇慎服。不宜与猪肝、海产品同食。

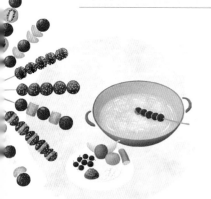

冰糖葫芦

选用饱满成熟的山楂洗净，剔除果核，用竹签串成5~10个一串，也可根据个人喜好在中间添加豆沙、山药、橘子等。用冰糖加水以1：1的比例熬制，小火细熬至糖液黏稠，颜色微黄，有糖香味，试滴在凉水中能迅速结块且酥脆时，将山楂串放入糖浆中滚动，使糖液沾均，取出拍在涂了油的盘子或冷水浸泡过的砧板上冷却即可，也可在糖浆快熬好时撒进适量炒白芝麻。

山楂茶

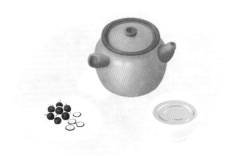

鲜山楂30克，洗净，切片后放入锅中，加水适量，煮沸5分钟，取汁即成，代茶频频饮用。

适合肉食积滞、小儿乳食停滞、胃脘腹痛、瘀血经闭、产后瘀阻、心腹刺痛、疝气疼痛、高脂血症等患者及食欲不振者、减肥者饮用。

果丹皮

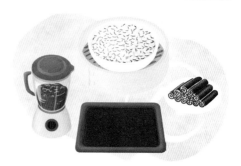

山楂800克，白砂糖100克。将山楂洗净，去蒂去核，切成小块，在盆中放一层山楂撒一层白糖，腌制15分钟渗出水分。把盆放入蒸锅，大火蒸10~15分钟，放凉后入搅拌机打成山楂泥。再把山楂泥倒入刷过橄榄油的烤盘里，用刮片刮平，薄厚大约2~3毫米。烤箱70℃中层烘3~4小时，取出把烤盘放置通风处一夜，第二天变硬后揭开，整形切片，卷成小卷即可。

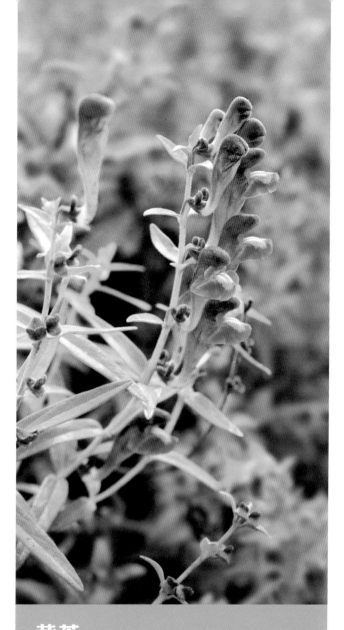

 黄芩（根）

 寒

 苦

归 肺经　大肠经

心经　小肠经

胆经　脾经

功 清热燥湿，泻火解毒，止血，安胎。

主 用于湿温、暑湿，胸闷呕恶，湿热痞满，泻痢，黄疸，肺热咳嗽，高热烦渴，血热吐衄，痈肿疮毒，胎动不安。

黄芩 *Scutellaria baicalensis Georgi*
唇形科，别名腐肠、妒妇、黄文、空肠、内虚、虹胜、元芩、山茶根、土金茶根等，多年生草本植物，分布于东北及河北、山西、内蒙古、山东、河南、陕西、甘肃等地。常野生于向阳干燥的山坡、林缘、路旁及荒地上。

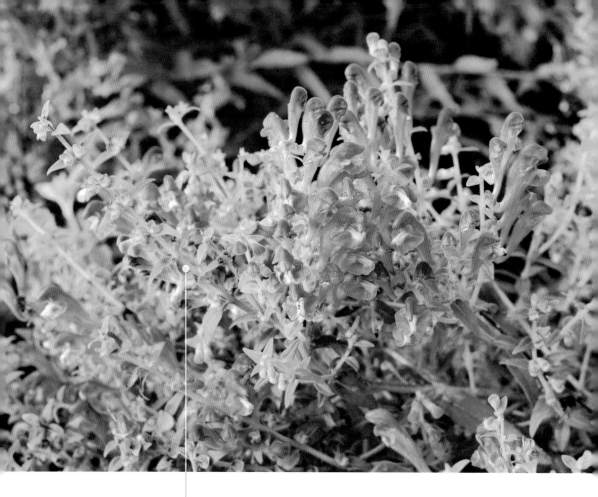

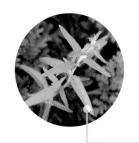

辨别

茎基部伏地，高 30~120 厘米，钝四棱形，具细条纹，近无毛或被微柔毛，绿色或带紫色。根茎肥厚，肉质，伸长而分枝，老根中间暗棕色或棕黑色，枯朽状或已成空洞。

叶坚纸质，披针形至线状披针形，顶端钝，基部圆形，全缘，上面暗绿色，下面色较淡，无毛或疏被微柔毛。

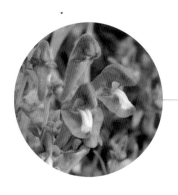

花序在茎及枝上顶生，总状，常再于茎顶聚成圆锥花序；花冠紫、紫红至蓝色；冠筒近基部明显膝曲；冠檐 2 唇形，上唇盔状，先端微缺，下唇中裂片三角状卵圆形，两侧裂片向上唇靠合。小坚果卵球形，黑褐色，具瘤，腹面近基部具果脐。花期 7~8 月，果期 8~9 月。

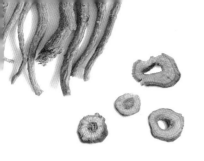

昧心弃妹二黄成苦药

识别黄芩有一个特征，它的老根中间是黑的，有时还枯朽成中空状，为什么会这样呢，有个传说做出了解释。

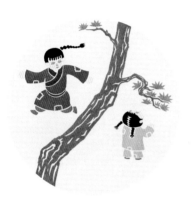

相传在四川的大山里，有一对姐妹，姐姐叫黄芩，妹妹叫黄连。很小就父母双亡，黄芩带着黄连四处流浪乞讨，饱尝辛酸。慢慢地，黄芩觉得是小妹妹拖累了她，所以才不能过上更好的生活，便产生了遗弃妹妹的念头。有一天她把小黄连撇在了深山里，悄悄离开了，可怜幼小的黄连，不久便冻饿而死，化成了一味极苦寒的草药。黄芩后来找到了一个好人家安稳下来，但每当想到黄连，心中有愧，夜里总是噩梦纷纭，不久便郁郁而死。就在黄芩死去的地方，长出了一种草，这种草的根小时坚实，长大就变得心黑而中空，人们说这就是黄芩的化身，就把这种草叫做黄芩了。

清热泻火一味见速效

当然黄芩的药用价值非常高，所以倒也不至于因为它的长相黑心就遭人唾弃。

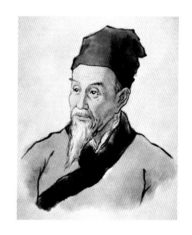

李时珍的《本草纲目》里就记载了一段他的亲身经历。那时他刚20岁，因感冒咳嗽日久，又劳碌伤身，以至骨蒸发热，皮肤如火烫，每天吐痰一碗多，又值夏天，烦渴难当，吃不下也睡不着，用了许多药也不见好，自己都觉得快不行了。这时候他的父亲李言闻——也是一位名医——忽然想起名医李东垣说过肺热如火燎，烦渴白天更加严重者，是气分有热，用一味黄芩汤，泻肺经气分之火就可以了，于是按方将黄芩煎水给儿子服用，第二天烧就退了，咳嗽吐痰也都没有了。李时珍回忆此事，不由感慨，"药中肯綮，如鼓应桴"，药在关键处用对，效果真是快速，就像鼓槌敲鼓，敲下去就有响声，医道实在奥妙无穷啊！这件事也激励着他发奋学医，终成一代宗师。

应用 黄芩饮片一般分为枯芩和条芩两种，枯芩是老根，心色深而中空；条芩是新根，心色浅而实。现代常认为条芩质优，枯芩质次，但古时认为二者适用情况不同，枯芩体轻主浮，专泻肺胃上焦之火；条芩体重主降，专泻大肠下焦之火，不能混为一谈。

注意： 脾肺虚热者忌之。脾胃虚寒、食少便溏、血虚腹痛、血枯经闭、气虚小便不利、肺受寒邪喘咳、血虚胎不安、阴虚淋露者禁用。黄芩恶葱实，畏丹砂、牡丹、藜芦。

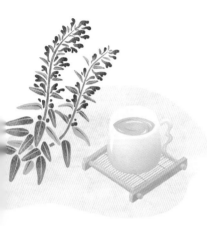

黄芩茶

黄芩 6 克，绿茶 3 克。将黄芩用 200 毫升水煎沸，冲泡绿茶 5~10 分钟即可，代茶少量频饮，冲饮至味淡。

黄芩茶清热燥湿、解毒降压、利尿、利胆解痉，有一定镇静作用，适合血压高、失眠体弱人群晚间饮用，长期饮用有安神、平心，改善睡眠质量，调节血压等作用。

黄芩防晒喷雾

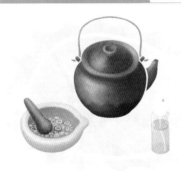

黄芩 50 克、苦参 25 克。将黄芩和苦参研磨成末，加 250 毫升清水，用大火煮 15 分钟，煲至水量 100 毫升，冷却过滤取液，装入无菌喷雾瓶中，外出前喷在防晒部位。3 日内用完为佳。黄芩作为清热药，所含成分有吸收紫外线、抑制黑色素、抗菌、消炎等功效，适合油性或暗疮皮肤者使用。

黄芩猪肺汤

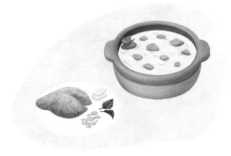

酒黄芩 15 克，苏叶 6 克，生姜 10 克，猪肺 500 克。将猪肺洗净，放入沸水中氽去血水，切块备用。酒黄芩、苏叶、生姜用布包好，一同放入砂锅中炖煮，至熟烂后，加入调味料即成。

此汤可清热宣肺、化痰止咳、平喘，适合秋冬干燥季节呼吸道不适时食用。

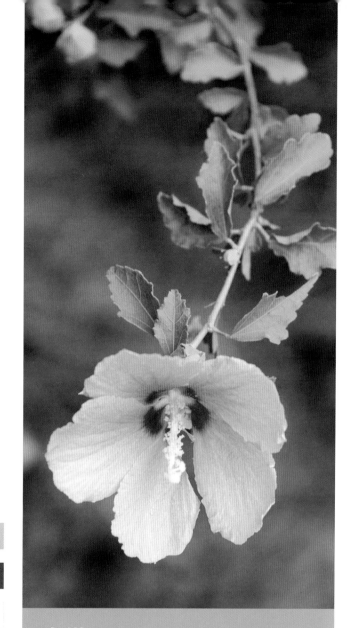

药 木槿花（花）

性 凉

味 甘　苦

归 脾经　肺经

肝经

功 清热凉血，解毒消肿。

主 用于肠风泻血，赤白痢疾，肺热咳嗽，咳血，白带，疮疖痈肿，烫伤。

木槿 *Hibiscus syriacus Linn.*

锦葵科，别名椴、榇、木棉、荆条、白槿花、篱障花、日及、王蒸、舜、朝舜、朝开暮落花、大碗花、无穷花等，落叶灌木，原产于我国中部各省，各地广有栽培。多生于山坡地、荒地、路边等处。

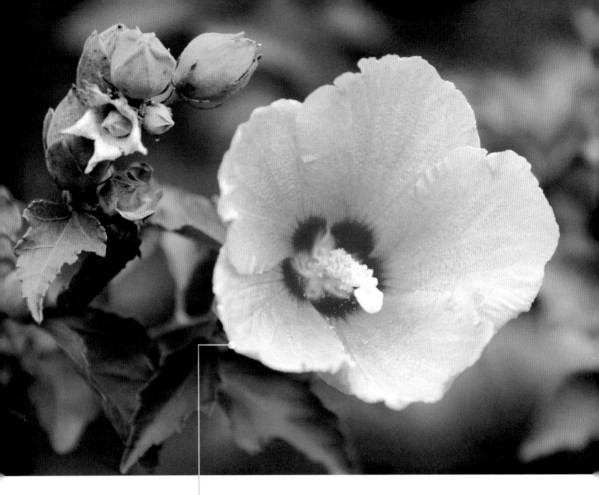

辨别

花单生于枝端叶腋间；花钟形，直径 5~8 厘米，花瓣倒卵形，单瓣或重瓣，有白、粉红、淡紫等色，花瓣基部有时红或紫红。蒴果卵圆形，直径约 12 毫米，密被黄色星状绒毛。种子肾形，背部被黄白色长柔毛。花期 7~10 月。

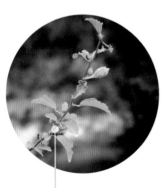

高可达 3~4 米。茎直立，多分枝，小枝密被黄色星状绒毛。

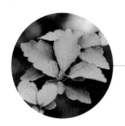

叶菱形至三角状卵形，具深浅不同的 3 裂或不裂，先端钝，基部楔形，边缘具不整齐齿缺。

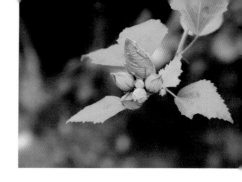

历劫报恩复活舜仙子

木槿花是山坡路边很常见的植物，人们喜欢它硕大艳丽的花朵，很早就把它当做绿化观赏植物来栽培。《诗经·郑风·有女同车》中有个与美女同车的场面：

有女同车，颜如舜华。将翱将翔，佩玉琼琚。彼美孟姜，洵美且都。有女同行，颜如舜英。将翱将翔，佩玉将将。彼美孟姜，德音不忘。

这里的舜华、舜英，说的就是木槿花的美丽，这个比喻有一个传说：上古时期，古帝丘东有一历山，山脚下长着三墩木槿，花开满树，烂漫如锦。有一年号称"四凶"的浑沌、穷奇、梼杌和饕餮也来历山观光，见木槿美丽便都想据为己有，互不相让，大打出手，木槿也被刨倒，迅速枯萎，四凶看看树死了，只好作罢离去。此时虞舜赶来，把木槿扶起，汲水浇灌，转眼间枝叶复苏，花开如初，三位木槿仙子为报恩，便取舜字为姓，称为舜华、舜英、舜姬。

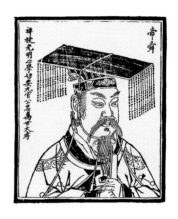

朝开暮落不息无穷花

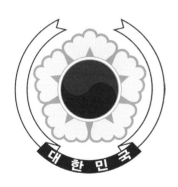

另一种说法也许更接近事实，木槿花朝开暮落，每朵花只开一天，所以也称"日及"，常常用来形容美好时光短暂，犹如瞬间即过，所以称之为"舜"，又加草头演变成"蕣"和"朝蕣"。

历代诗人也常以此为题抒发情感，唐代崔道融诗云：

槿花不见夕，一日一回新。东风吹桃李，须到明年春。

诗魔白居易也叹道：

朝荣殊可惜，暮落实堪嗟。若向花中比，犹应胜眼花。

木槿花虽然一朵花开的时间短，却胜在一朵接一朵，无数花苞连续不断，每天都是花团锦簇，一树灿烂，所以在韩国也称为"无穷花"，并被定为韩国国花，韩国国徽也以木槿花为主体，象征世世代代生生不息繁荣昌盛。

应用

木槿花清热利湿凉血，是药食两用的食材，营养口感俱佳。木槿的果、根、叶和皮均可入药，木槿的果实也称木槿子或朝天子，可清肺化痰、解毒止痛，木槿根清热解毒消肿，木槿叶清热解毒，木槿皮杀虫止痒。

注意： 脾胃虚寒者慎用。忌酸冷。

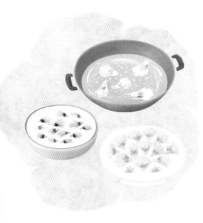

酥炸木槿花

木槿花 250 克，面粉 250 克，植物油 500 克，发面 50 克，葱适量。将花择洗净沥干，葱洗净切丝。将发面先用少量温水泡开，面粉加水搅成糊，静置发酵 3 小时，使用前投入少量花生油及碱水拌匀。再加入木槿花、葱丝、精盐、味精拌。锅放置旺火上，放入植物油烧至七成热时，取挂上糊的木槿花放入炸酥即可。

此做法又称为"面花"或"花煎"，松脆可口，凉血开胃，适合反胃、便血等症者食用。

木槿花茶

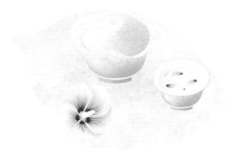

鲜木槿花 30 克（或干品 10 克）。将木槿花置于有盖茶杯或茶壶中，加沸水适量泡闷 15 分钟后即可饮用，也可酌情加适量红糖或蜂蜜。不拘时，代茶饮。

木槿花茶清热解毒，可用于痢疾、腹泻、白带患者，也可助消化、降低血压和胆固醇，另外有一定解酒作用，喝酒过量隔天喝一杯，能够缓和宿醉。

木槿砂仁豆腐

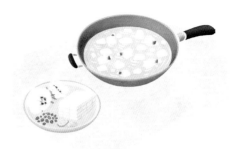

白木槿花 10~12 朵，阳春砂仁 1 克，嫩豆腐 250 克，姜末适量。烧热锅，加花生油烧八成热，放入阳春砂仁和生姜末炒出香味，捞去渣。锅中加清水 500 克，放入豆腐片煮开。木槿花去蒂洗净，投入锅内再煮沸，加入细盐、味精调好味，淋香油少许即成。

此菜清热化湿开胃，适合风痰壅盛、反胃、痔疮便血等患者食用。

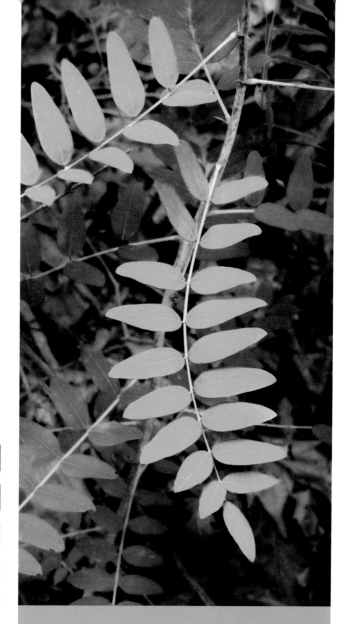

 药 苦参（根）

 性 寒

 味 苦

 归

心经	肝经
胃经	大肠经
膀胱经	肾经

 功 清热燥湿，祛风杀虫，利尿。

 主 用于湿热泻痢，肠风便血，黄疸，小便不利，水肿，带下，阴痒，疥癣，麻风，皮肤瘙痒，湿毒疮疡。

苦参 *Sophora flavescens* Ait.
豆科，别名地槐、水槐、菟槐、好汉拔、山槐、野槐、苦骨、地骨、川参、凤凰爪、牛参等，落叶半灌木，中国大部分地区均有分布。常生于向阳山坡、沙地、草坡、灌木林中、溪沟边及田野附近。

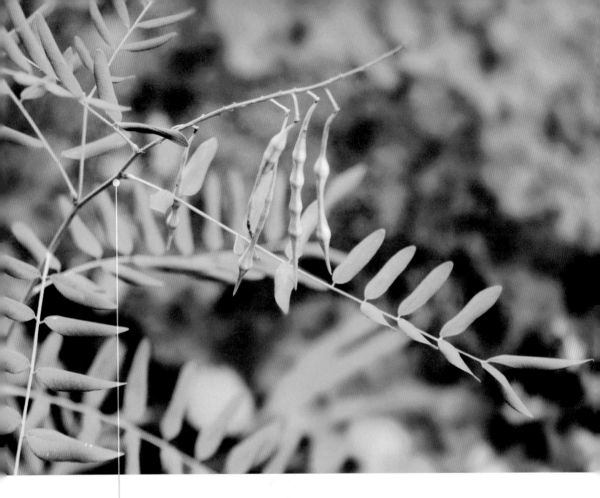

辨别

高 1.5~3 米。茎直立，多分枝，具纵沟；幼枝被疏毛，后变无毛。根圆柱状，外皮黄白色。奇数羽状复叶，长 20~25 厘米，互生；小叶 15~29，叶片披针形至线状披针形，基部圆，有短柄，全缘，背面密生平贴柔毛；托叶线形。

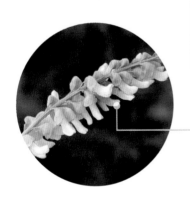

总状花序顶生，长 15~20 厘米，被短毛，苞片线形；萼钟状，扁平；花冠蝶形，淡黄白色；旗瓣匙形，翼瓣无耳，与龙骨瓣等长。荚果线形，先端具长喙，成熟时不开裂。种子 3~7 颗，近球形，黑色。花期 5~7 月，果期 7~9 月。

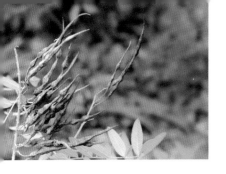

神力助人成就好汉拔

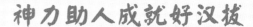

苦参最早在《神农本草经》中就已有记载，因为叶子长得像槐树，却远比槐树低矮，甚至伏在地上，所以也被称为"地槐"。它的根却很粗壮，深深地扎进地下，并互相纠结在一起。

传说天秀山下村寨中住着一个叫张五的农民，天生神力，又心灵手巧。山上长着许多苦参，却因味道不佳且吃多了会中毒，所以人们通常都是用刀砍回来烧火。有一年大旱导致各村粮食不足，张五便上山去采苦参，他奋起神力，将一棵棵苦参连根拔起，然后剥开苦参的茎皮编制麻袋，这样的麻袋特别结实耐用，他把麻袋拿到县城里去卖，再用卖得的钱买粮食，救了许多人。他还教会了人们用苦参茎皮编制麻袋的手艺，可是没有人能像他一样拔出苦参，人们佩服他的神力，就把苦参称作"好汉拔"。

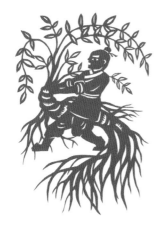

清洗治疮区别鸦胆子

苦参更多的时候还是作为药用，除了内服可清热燥湿，也经常作外用洗液。

传说有个放牛娃父母早亡，给地主放牛为生，有一年身上长了疮，又痒又痛。之后地主一家也开始长疮，就说是放牛娃传染的，要打死他，他只好逃进大山，不久就死在了一个山洞里。村民发现了他的尸体，将他掩埋起来。后来整个村子的人都开始长疮，郎中用了许多药也治不好。一天夜里，大家都梦见了放牛娃，说埋他的地方长有一种草药叫苦参，用它的根煮水洗澡，就可以治好身上的疮。村民依言行事，过了几天，

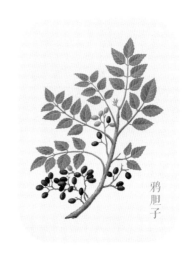

鸦胆子

身上的疮果然痊愈了。地主听说后也去那里采药，看到灌木丛中结着许多荚果，便采了回来，不料用它洗澡之后竟全身溃烂而死，后来人们说荚果里的苦参种子又叫"鸦胆子"，毒性能腐蚀肌肤，地主才恶有恶报。故事虽然解气，但里面其实有个误会，鸦胆子虽然别名苦参子，也确因其毒性被用来治赘疣鸡眼，但它并非苦参的种子，而是来自另一种苦木科的植物，连名医张锡纯也曾弄错其出处，看来这故事可以作为反面教材，提醒人不要犯望文生义的错误。

应用

《本草正义》：苦参，大苦大寒，退热泄降，荡涤湿火，其功效与（黄）芩、（黄）连、龙胆（草）皆相近，而苦参之苦愈甚，其燥尤烈，故能杀湿热所生之虫，较之芩、连力量益烈。

苦参的种子又称苦参实、苦豆，可清热解毒、通便、杀虫，用于急性菌痢、大便秘结、蛔虫症。苦参根和种子都有一定毒性，内服时需特别注意对证和用量。

注意： 脾胃虚寒者、肝肾虚而无大热者忌用。不宜与藜芦同用。

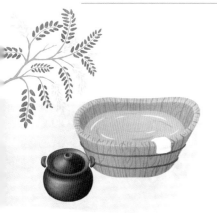

苦参洗浴

将苦参 50 克放入到水中煎煮 30 分钟，把药液倒入浴盆，加水将温度调至适宜温度，浸浴全身。也可将苦参液趁热熏洗患处，并用毛巾蘸水热敷。

苦参液洗浴能够清除下焦湿热，并且杀虫止痒，对湿疹疥癣引起的皮肤瘙痒有很好的缓解作用。

苦参油

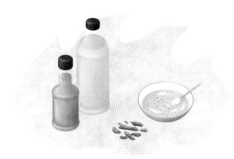

苦参适量，研成细粉末，加入香油或菜油调匀，搽抹患处。

苦参油可缓解烧伤烫伤疼痛，促进皮肤生长愈合。

苦参脐贴

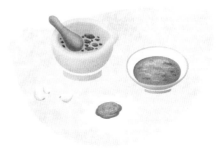

苦参 20 克，大蒜 3 枚。将苦参研成细粉末，大蒜捣碎，用温水调成糊状，外敷肚脐周围，用纱布固定好。

适用于急性细菌性痢疾，症状消失，即可摘除。

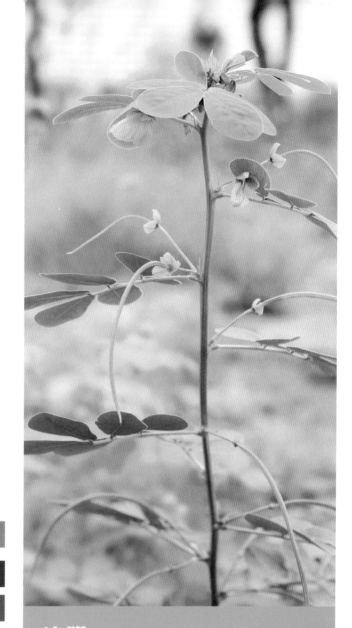

药 决明子（种子）

性 微寒

味 甘　苦

咸

归 肝经　大肠经

功 清热明目，润肠通便。

主 用于目赤涩痛，羞明多泪，头痛眩晕，目暗不明，大便秘结。

决明 *Cassia obtusifolia* L.
豆科，别名草决明、羊明、羊角、还瞳子、马蹄决明、钝叶决明、假绿豆等，一年生亚灌木状草本植物，我国长江以南各省区普遍分布，常见栽培。野生于山坡、旷野及河滩沙地上。

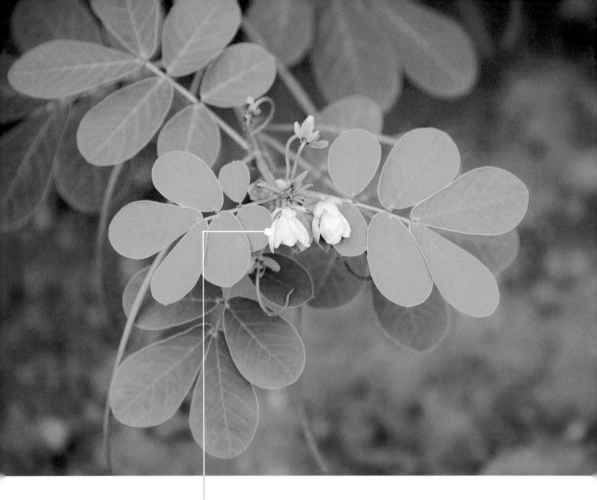

辨别

花成对腋生，最上部的聚生；花冠黄色，花瓣5，倒卵形，基部有爪。荚果细长，近四棱形，长15~20厘米，宽3~4毫米。种子多数，菱柱形或菱形略扁，淡褐色，光亮，两侧各有1条线形斜凹纹。花期6~8月，果期8~10月。

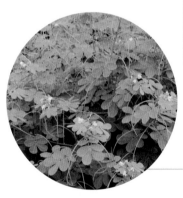

高0.5~2米。茎直立，上部分支多。叶互生，羽状复叶；小叶3对，叶片倒卵形或卵状长圆形，长2~6厘米，宽1.5~3.5厘米，先端圆形，基部楔形，稍偏斜，下面及边缘有柔毛，最下1对小叶间有1条形腺体，或下面2对小叶间各有1腺体。

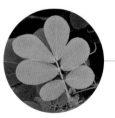

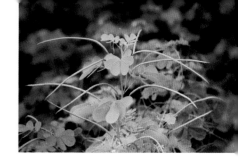

孝子寻药险遇决明子

决明子有着特别的名字和外形，很早就被人们所注意和津津乐道，诗圣杜甫曾有诗云："雨中百草秋烂死，阶下决明颜色鲜。著叶满枝翠羽盖，开花无数黄金钱。"秋雨里鲜明的形象让人想不注意都很难。

关于"决明"一词有这样一个传说，说的是古时黄河滩上住着一对曹姓夫妇，不惑之年才有了儿子，取名叫曹觉，从小聪明过人，读书勤奋，文采出众。夫妻俩拼命劳作供孩子读书，终于积劳成疾，两眼红肿，几近失明。此时到了大考之年，曹觉决定放弃功名，访医寻药，给爹娘治病。他走遍山川荒野，在太行山遇一老者说山里有种草籽可治眼病，他寻找中失足从山崖上跌落，幸而被树枝阻挡，落到崖下时看到几丛荒草果荚在秋风中爆裂，清香四溢，于是将果荚摘下带回到家中让爹娘煎服，数月后二老重见光明。后来人们为纪念曹觉的孝行，便将这种草籽称为"决明子"。

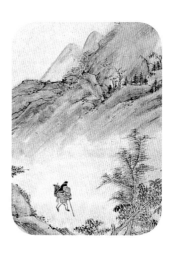

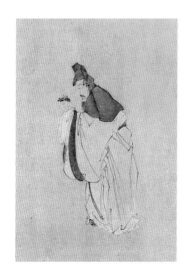

秀才拒卖自饮明目茶

决明子可以说是我国药学史上最早的眼科专用药，而《本草正义》中载："决明子明目，乃滋益肝肾，以镇潜补阴为义，是培本之正治"，是说决明子的明目是以滋益肝肾为基础的，而非单纯寒凉疏散，不仅可以治疗眼疾，也适合日常的养生保健。

传说有一个老秀才，不到六十岁就得了眼病，视物不清，走路挂拐杖，人称"瞎秀才"。他门前长着很多决明，他却不认识，直到有一天，一个药商发现了，要和他买，他猜想这一定是好药，便没舍得卖。等到开花结籽，老秀才就每天用草籽泡水喝，没想到慢慢地眼病好了，走路也不挂拐杖了，才知道这就是决明子。因为常饮决明子茶，老秀才直到八十多岁还眼明体健，曾吟诗一首："愚翁八十目不瞑，日数蝇头夜点星，并非生得好眼力，只缘长年饮决明。"

决明子别称草决明，青葙子也被称为草决明，二者都可平肝明目，不同之处在于决明子可升可降，既散又补、又润，但退翳膜效力不明显；青葙子清降泻肝经实火力较强，用于火热证较甚或热毒之目疾，明目消肿、退翳膜功效明显。

另一种石决明是鲍类的贝壳，也可以平肝潜阳明目，兼清肺热、通淋散结，却没有决明子润肠通便的功效。

注意： 决明子性寒凉，有泄泻和降压的作用，脾胃虚寒、气血不足者不宜服用。大便泄泻者忌服。孕妇忌服。

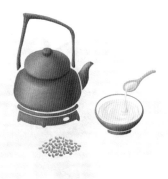

决明子蜂蜜饮

炒决明子 10~15 克，蜂蜜 20~30 克。将决明子捣碎，加水 300~400 毫升煎煮 10 分钟，冲入蜂蜜搅匀服用，早晚分服，每日 1 剂。

决明子炒熟，有类似咖啡的味道，香气扑鼻，寒泻之性缓和，有平肝养肾的功效，配合蜂蜜可润肠通便，适合前列腺增生兼习惯性便秘者饮用。

杞菊决明子茶

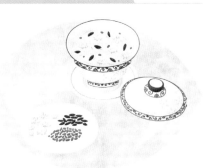

枸杞子 10 克，菊花 3 克，炒决明子 20 克。将枸杞子、菊花、决明子同时放入有盖杯中，沸水冲泡，加盖闷 15 分钟后即可。代茶频频饮用，一般可冲泡 3 至 5 次。此茶可清肝泻火、养阴明目、降压降脂，适合肝火阳亢型脑卒中后遗症、头晕目眩、头重脚轻、烦躁易怒、血压增高、舌质偏红者饮用。

菊花决明子粥

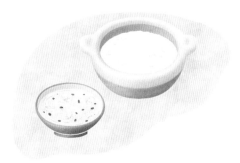

菊花 10 克，炒决明子 10~15 克，粳米 50 克，冰糖适量。将炒决明子与菊花煎汁，去渣取汁，放入粳米煮粥，粥将熟时，加入冰糖，再煮 1~2 沸即可食。每日 1 次。

此粥可清肝明目、降压通便，适合高血压、高脂血症，以及习惯性便秘者食用。

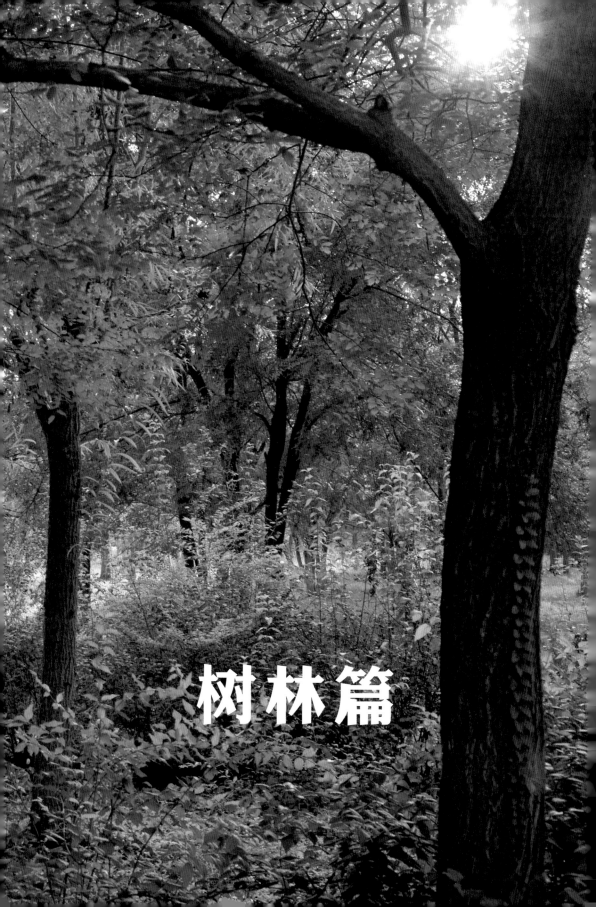

树林篇

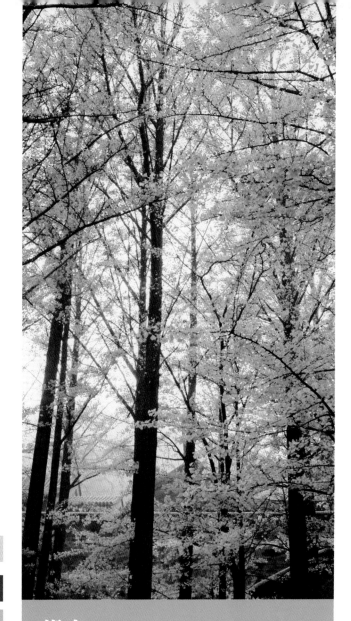

 白果（种子）

性 平

味 甘　苦

涩

归 肺经　肾经

功 敛肺定喘，止带缩尿。

主 用于痰多喘咳，带下白浊，遗尿尿频。

银杏 *Ginkgo biloba* L.

银杏科，别名白果、公孙树、鸭掌树、灵眼等，落叶乔木，为中生代孑遗树种，中国特产，仅浙江天目山有野生，全国各地广有栽培。生于海拔 500~1000 米、酸性黄壤、排水良好地带的林中。

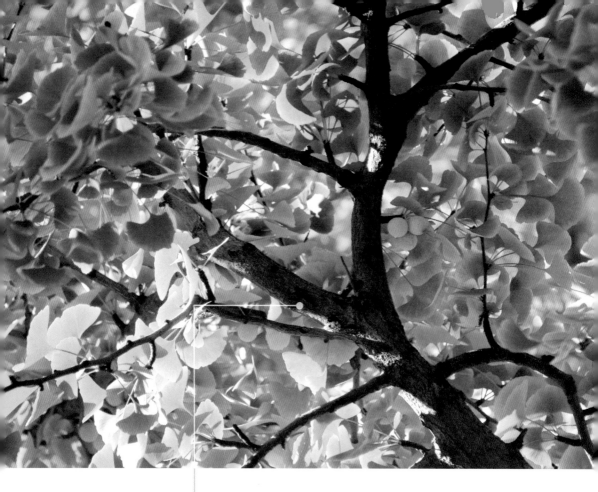

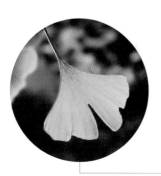

辨别

高达 40 米，胸径可达 4 米。幼年及壮年树冠圆锥形，老则广卵形；枝近轮生，斜上伸展，雌株的大枝常较雄株开展。

叶在长枝上螺旋状散生，在短枝上 3~8 枚成簇生状；叶柄长 3~10 厘米；叶片扇形，淡绿色，秋季变为黄色，有多数叉状并列细脉，在宽阔的顶缘常具缺刻或 2 裂。

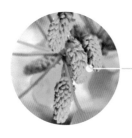

球花雌雄异株，单性，生于短枝顶端的鳞片状叶的腋内，呈簇生状。种子核果状，椭圆形至近圆球形，直径 2 厘米；外种皮肉质，熟时黄色，有白粉；中种皮骨质，白色，具2~3 纵棱；内种皮膜质。花期 3~4 月，种子成熟期 9~10 月。

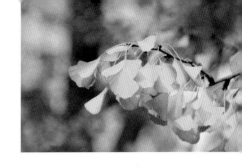

树中寿星千年传说多

银杏是第四纪冰川运动后遗留下来的古老裸子植物，可以说是植物界珍贵的"活化石"。它生长慢，寿命长，从栽种到结银杏果要20多年，40年后才能大量结果，"公种而孙得食"，因此别名"公孙树"。

银杏树在中国种植广泛，因为寿命悠长，总给人一种历尽沧桑的感觉，所以历来传说极多，几乎如今能看到的每一棵古银杏树都有一个传奇故事：河南汝阳有棵两千年的银杏，隋唐时用断落的树枝救了被王世充大将单雄信追杀的秦王李世民；浙江临安的一棵银杏树曾经给落单的明太祖朱元璋提供藏身之处，避开了元军的追击；江苏东台范公堤畔的两棵银杏则是北宋名臣范仲淹修堤坝时遭遇大潮决堤，两员大将舍命堵住决口，百姓为了纪念二人而种……

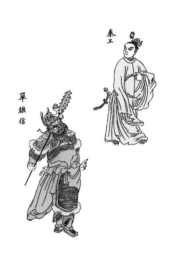

果里奇药万里悲情长

银杏不仅可以做绿化植物，而且浑身是宝，木材致密宜于加工，种子、叶和根都能入药，并可用于工业用途，在一些地方甚至被人们称为"摇钱树"。银杏的种子就是著名的白果，关于它则有一个充满悲剧色彩的传说。

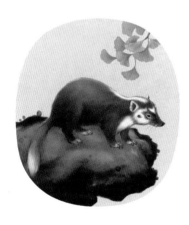

从前有座笔架山，山下住着两家人，红豆、白果两小无猜，亲如兄妹。有一年白果妹妹的妈妈得了地方病，只能活一年，传说昆仑山有种药果能治这种病，白果的爸爸想去采药，又怕家中无人照顾，红豆哥哥的爸爸自告奋勇去采药，不料采药时跌下悬崖，再也没有回来，一年后白果的妈妈病死了。过了几年红豆的妈妈也得了这病，红豆也去了昆仑山，历尽万里艰险，感动了山神，终于拿到了药，但山神说这药只能给他妈妈吃，否则红豆就会变成畜生。他回家后发现白果因为照顾红豆妈妈也染上了病，红豆妈妈为了让白果吃药自杀了，红豆把药给白果吃了，自己变成了白眉黑身的小兽。白果极度悲伤，想明白根源还在那病上，于是趁药未消化自杀，留书让爸爸把她埋进土里，药果发芽长出了一棵树苗，成了地方病的克星，人们就称它为白果，而红豆所化小兽就成了守护白果的山神白猸子。

应用

白果敛肺生津，可滋阴养颜，也有排毒祛痘的功效，是美容及养生佳品，但白果有一定毒性，生食、炒食或煮食过量可致中毒，所以食用时应特别注意，5岁以下小儿禁食，5~10岁儿童每次5个以内，成人每次10个以内，避免生食。

注意： 有实邪者忌服。

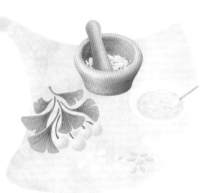

白果祛痘

白果适量。将白果去壳捣碎研成粉末状，倒出少量在干净小碗内，加入适量纯净水调成黏稠状，用棉签蘸上抹在患部处即可，早晚各一次。

少数人可能引起过敏反应，可在耳后皮肤先试用，无异常再用于脸部和其他痤疮患部。

白果蒸鸡蛋

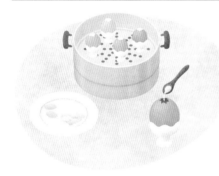

干白果仁2个。将白果捣碎研成细粉，把鸡蛋一端打一小孔塞入白果粉，用纸封口朝上，蒸熟即可食用。

此法有补虚收敛作用，适用于妇女白带过多、儿童消化不良腹泻、儿童遗尿等。

白果苡仁粥

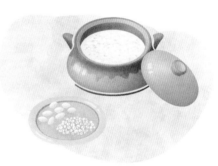

白果仁8~10个，薏苡仁60~100克。将白果捣碎研成粉末，薏苡仁洗净，一同放进砂锅，大火煮沸后改文火煨熬，待薏苡仁熟烂后加入适量白糖或冰糖调味即成。

此粥可健脾利湿、止痛清热、排脓去风，适合脾虚泄泻、痰喘咳嗽、小便淋痛、青年扁平疣、痤疮等患者食用。

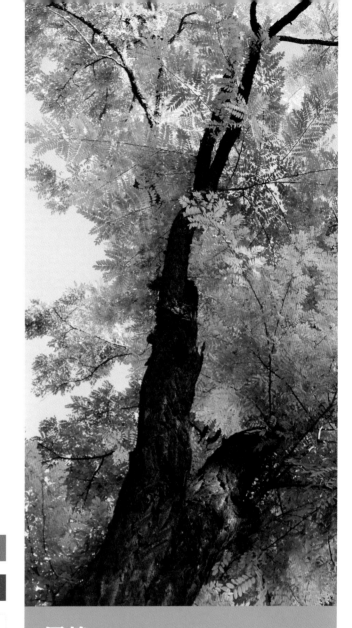

 槐豆、槐角、
槐实（荚果）

 寒

味 苦

归 肝经 大肠经

功 凉血止血，清肝明目。

主 用于痔疮出血，肠风下血，血痢，崩漏，血淋，血热吐衄，肝热目赤，头晕目眩。

国槐 *Sophora japonica* L.

豆科，别名槐树、豆槐、白槐、细叶槐、金药材、护房树、家槐等，落叶乔木，原产中国，南北各省区广泛栽培，华北和黄土高原地区尤为多见。生于排灌良好、土层深厚的林间、屋边、路旁。

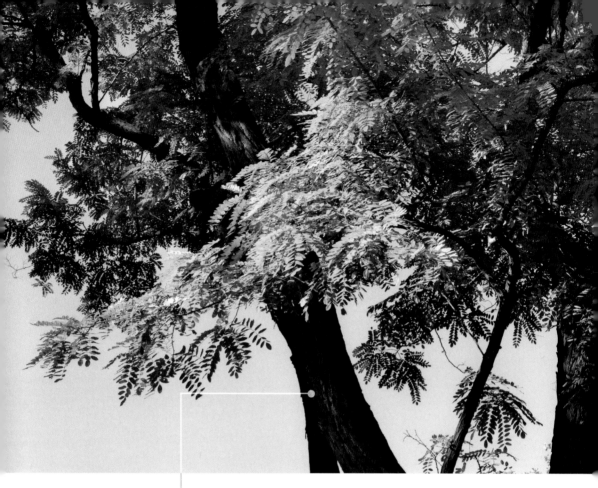

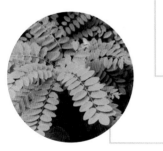

辨别

　　高达 25 米。树皮灰褐色，具纵裂纹。当年生枝绿色，无毛。羽状复叶长达 25 厘米；小叶 4~7 对，对生或近互生，纸质，卵状披针形或卵状长圆形，长 2.5~6 厘米，宽 1.5~3 厘米，先端渐尖，具小尖头，基部宽楔形或近圆形，稍偏斜，下面灰白色。

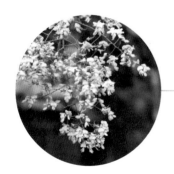

　　圆锥花序顶生，常呈金字塔形，长达 30 厘米；花冠白色或淡黄色，旗瓣近圆形，具短柄，有紫色脉纹，先端微缺，基部浅心形，翼瓣、龙骨瓣阔卵状长圆形。荚果串珠状，长 2.5~5 厘米或稍长，具肉质果皮，成熟后不开裂。种子卵球形，淡黄绿色，干后黑褐色。花期 7~8 月，果期 8~10 月。

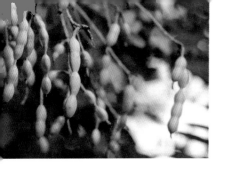

社树喻禄名留南柯梦

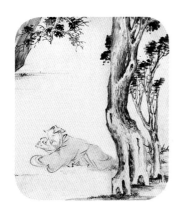

通常我们说槐树多指国槐，是原产中国的古老树种，而另一种叶根部生刺的槐树是从北美引进，称为洋槐或刺槐。槐树在中国栽培极广，人们与之朝夕相处，形成了独特的槐树崇拜文化，视其为吉祥的象征。

最早的槐树种植可能起源于"社坛立树"，社树给社神栖息之处，也标志社坛方位和大小，槐树是西周时的社树之一，《周礼》载周宫廷外种三槐九棘，三公（太师、太傅、太保）朝天子时面三槐而立，这三槐就是朝廷所植社树。后人由此便槐官相连，用槐鼎比喻三公之位，泛指执政大臣，槐卿指代三公九卿，槐宸指代皇帝的宫殿，槐府指代三公的官署等等。

另外槐也代表"禄"，被称为木中之鬼，有让人做梦的能力。著名的"南柯一梦"的故事，说的就是广陵人淳于棼在槐下醉卧，梦见入槐安国娶金枝公主做南柯太守，醒来发现槐安国是槐下蚂蚁洞，南柯是树南一枝……人生如梦转瞬而逝，唯有槐树名留千古。

洪洞移民刀劈槐豆脚

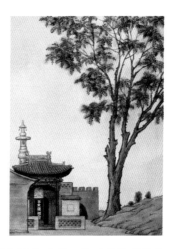

中国最著名的一棵槐树，大概要算是山西洪洞县广济寺的那棵大槐树了。

元末明初时，战争不断，水旱蝗疫四起，天灾人祸，使得中原地区人口锐减，土地荒芜，明朝廷便决定实施移民屯田，恢复中原地区的人气和经济。

当时山西受战乱影响较小，地少人多，成为移民的重点，洪洞县是人口大县，且地处交通要道，负责移民的官员就把洪洞驿站北的广济寺作为附近府县移民的集合中转站。广济寺中有棵千年大槐树，相传是汉朝所植，人们就在树下集合出发，迁往各地。中国人历来故土难离，所以移民有很大的强制性，官兵们把他们绑起来用长绳串连，想大小便就要先请示解开手上的绑绳，后来"解手"就成了大小便的代称。更有传说官兵为了防止逃跑，用刀把移民的小脚趾甲都劈成两半当做记号，后来人们就把这样的脚趾称为"槐豆脚"，作为曾在洪洞古槐下聚集的标志，追思先祖，怀念故土，代代相传，直到今天。

槐花和槐豆功效相似，都能清肝泻火，是凉血止血良药，主要用于治疗血热所致的便血或痔疮出血，同时又能明目乌发、护肤养颜。

槐角是国槐的念珠形荚果，刺槐荚果为扁平线状长圆形，应注意区别。

注意： 脾胃虚寒、食少便溏及孕妇慎服。

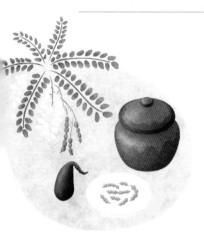

牛胆槐豆

在许多古籍中都提到了服食槐豆可以明目乌发，《颜氏家训》有"吾常服槐实，年七十余，目看细字，须发犹黑"的记录。明代高濂《遵生八笺》中记载了具体的方法：用冬天的牛胆汁渍槐豆100天，取出阴干，每次服1枚，久之可以健身明目，使白发变黑，延年益寿。

槐角茶

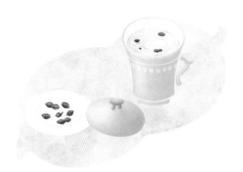

蜜炼槐角8粒。用沸水在有盖杯中冲泡，盖闷3分钟后即可饮用，可多次续水继饮，可以隔夜。

此茶可疏风热、润大肠、凉血通便，能软化血管、降压降脂，特别适合痔疮出血者。

槐花糕

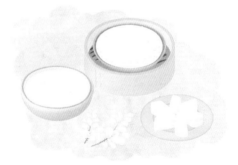

槐花初开时，采集未全开的花朵，洗净后拌上油和糖，然后用干面粉，随加随搅拌，调成松软面糊。略加酵粉，稍待片刻，上蒸锅蒸。蒸熟后用刀切成小块食用。

此糕适合高血脂、便血、痔疮患者食用。

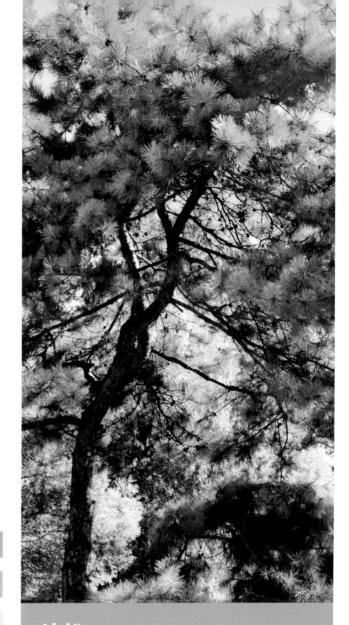

药 **松叶**（针叶）

性 温

味 苦 涩

归 心经 脾经

功 祛风活血，明目，安神，解毒，止痒。

主 用于流行性感冒，风湿关节痛，跌打肿痛，夜盲症，高血压病，神经衰弱；外用治冻疮。

油松 *Pinus tabuliformis Carr.*

松科，别名短叶松、短叶马尾松、红皮松、东北黑松等，针叶常绿乔木，中国特有树种，产于东北、华北、华中、西北和西南等地，辽宁、山东、河北、山西、陕西等省有人工林。生于海拔 100~2600 米地带，多组成单纯林。

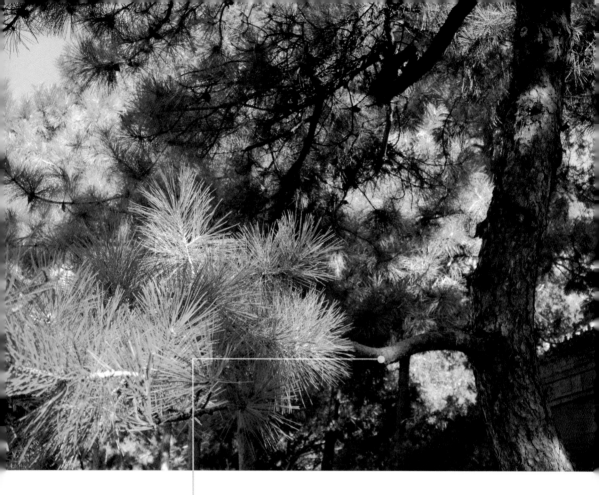

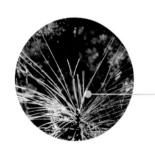

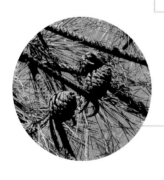

辨别

　　高可达 25 米，胸径可达 1 米以上。树皮灰褐色或褐灰色，裂成不规则较厚的鳞状块片，裂缝及上部树皮红褐色。枝平展或向下斜展，老树树冠平顶，小枝褐黄无毛；冬芽矩圆形，微具树脂，芽鳞红褐色，边缘有丝状缺裂。

　　针叶 2 针一束，深绿色，粗硬，长 10~15 厘米，径约 1.5 毫米，边缘有细锯齿，两面具气孔线，横切面半圆形；叶鞘初呈淡褐色，后呈淡黑褐色。

　　雄球花圆柱形，在新枝下部聚生成穗状；雌球花序阔卵形，着生当年新枝上。球果卵形或圆卵形。种子卵圆形或长卵圆形，淡褐色有斑纹。花期 4~5 月，果熟期翌年 10 月。

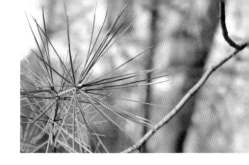

护驾遮雨古树封大夫

松树在中国文化中地位独特，是文人所称颂的岁寒三友之一，品种有数十种，北方的油松、白皮松、红松，南方的马尾松、黄山松都是名种，不论哪种松树都能活到千年以上，因而成为长寿的象征，各地知名古松极多，例如泰山的"五大夫松"。

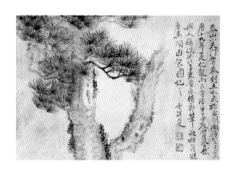

相传秦始皇登泰山封禅大典时，途经现在的步云桥北，忽然天降暴雨，幸而路边有棵古松可以躲雨，因其有护驾之功，秦始皇便给它加官晋爵，封这棵松树为"五大夫松"，它如果活到今天得有2200多岁了，可惜明万历年间被雷雨毁掉了。后世被这名字迷惑，以为是五棵树。清雍正八年，钦差丁皂保奉敕重修泰山时，补植了五棵油松，现存两棵，被称为"秦松挺秀"，为泰安八景之一。在五大夫松西面的拦住山山坡上有棵"望人松"，已2300岁，堪称松树年岁之冠。而内蒙古准格尔旗神山林场，有一株油松高达25米，胸围4.15米，被称为油松王，据估算有近900岁了。

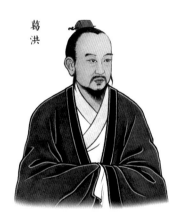

葛洪

延年益寿松针成良药

现代研究认为松树千年不死主要是"前花青素"的作用，所以食用松针也可健身防病。中国食用松针的历史悠久，《神农本草经》记载："松为仙人之食物。"东晋医药学家葛洪的《抱朴子》中也有这样的故事：秦末战乱中，咸阳被破时秦王子婴宫中一个宫女逃进了深山，没有食物，差点饿死，后遇一老翁指点，以松针松实为食。日子久了，不饥不渴，不惧寒暑，毛发浓黑，奔跃如飞。汉成帝时被一猎人发现，那时她已经两百多岁了，随猎人回家恢复正常饮食，就迅速衰老，葛洪感叹道，如果不被发现，可能就成为神仙了。

后来松针不但作为道家修行的食物，更用于治疗疾病。药王孙思邈在《千金翼方》中记载了许多服用松叶、松脂、松子来减食辟谷、祛病养生的方法，李时珍在《本草纲目》中则说，松叶又名松毛，可用于风寒湿证，治冻疮风湿疮，去风痛脚痹，又能生毛发，安五脏，益气延年，实在是药食两用的养生佳品。

应用

油松可入药的部分很多，除松叶外，松花（花粉）可益气、燥湿、止血，松球（球果）可祛风除湿、止咳、润肠，松节（枝干结节）可祛风燥湿、舒筋、活络、止痛，松香（油树脂除去挥发油后冷凝固体树脂）可燥湿、拔毒、生肌、止痛。

注意： 因血虚风燥致病者禁用。

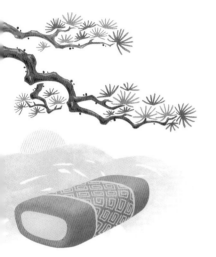

采集松针及松针枕

　　采集松针以油松和马尾松为好。高度 3 米以下、不足 6 年的松树还未成年，未到开花结果时，营养成分不全，不宜采集。城市栽松树以 3 米以上部位的松针为好。春夏采雄树枝梢的松针，维生素 C 含量高；秋冬采雌树枝根的松针，维生素 E 含量高。农历五月初五较宜采摘松针，阳光照射多的松针更好，朝东的松针味道更佳。不要采集繁忙公路边的松针，因被汽车尾气长期污染，反而对健康不利。

　　将松针洗净切段，装入干净密集棉布制作的枕芯中，再外套枕套即可。松针枕镇心安神，对防治失眠有很好的效果。

松针茶

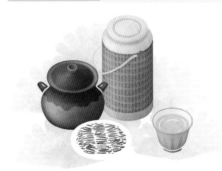

　　煮水法：将洗净浸泡过的松针剪切成 3 段，放水 600 毫升在砂锅或不锈钢器皿里煮。10~15 分钟煮剩 300 毫升即可。

　　泡水法：将洗净松针剪切成 3 段，在大口热水瓶里冲入开水，焖半小时即可。一般松针可以煮泡数次，每次的口感和成分都不同，平时可以代茶饮用。

松针酒

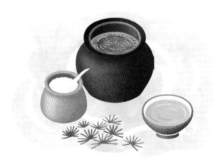

　　将采回松针整理，捡去老枝枯叶杂物，用山泉水或纯净水洗净。装入洗净无油的缸、坛中，略加按压，松针装至缸容积的 80%。加入与松针等重白糖，加水（山泉水最佳）至缸容积 90%，水过松针面即可。用塑料纸扎口密封，置阴凉安静处，一两个月后即可饮用。

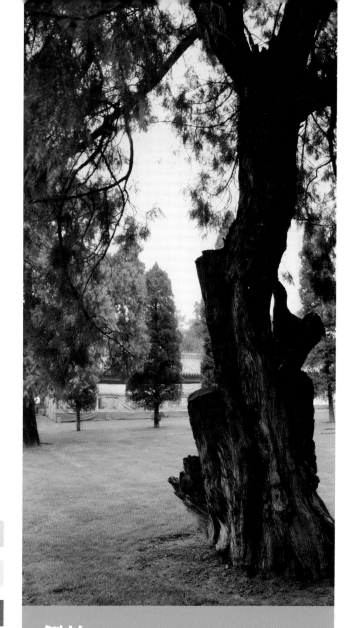

 柏子仁（种仁）

 性 平

味 甘

 归 心经　肾经

大肠经

功 养心安神，润肠通便，止汗。

主 用于阴血不足，虚烦失眠，心悸怔忡，肠燥便秘，阴虚盗汗。

侧柏 *Platycladus orientalis* **(L.) Franco**
柏科，别名黄柏、香柏、扁柏、扁桧、香树、香柯树等，常绿乔木，除青海、新疆外，全国均有分布。常为阳坡造林树种，也常见于庭园绿化，为中国应用最普遍的观赏树木之一。

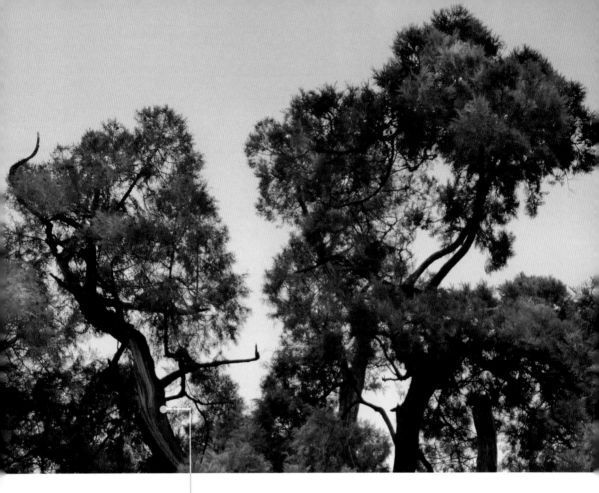

辨别

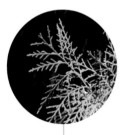

高达20余米,胸径1米。树皮薄,浅灰褐色,纵裂成条片。枝条向上伸展或斜展,幼树树冠卵状尖塔形,老树树冠广圆形;生鳞叶小枝细,向上直展或斜展,扁平,排成一平面。

叶鳞形,长1~3毫米,先端微钝,小枝中央的叶的露出部分呈倒卵状菱形或斜方形,背面中间有条状腺槽,两侧的叶船形,先端微内曲,背部有钝脊,尖头的下方有腺点。

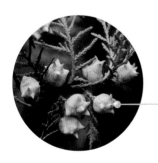

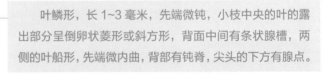

雄球花黄色,卵圆形;雌球花近球形,蓝绿色,被白粉。球果近卵圆形,成熟前近肉质,蓝绿色,被白粉,成熟后木质,开裂,红褐色。种子卵圆形或近椭圆形,顶端微尖,灰褐色或紫褐色。花期3~4月,球果10月成熟。

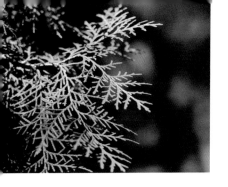

百木之长聚宝轩辕柏

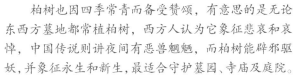

柏树也因四季常青而备受赞颂，有意思的是无论东西方墓地都常植柏树，西方人认为它象征悲哀和哀悼，中国传说则讲夜间有恶兽魍魉，而柏树能辟邪驱妖，并象征永生和新生，最适合守护墓园、寺庙及庭院。

不过柏树在中国还有更多的含义，它木质细致芳香，刚直不阿，气势雄伟，被尊为百木之长，所以总会与传奇人物和故事拉上关系。中国最古老的柏树传说是轩辕黄帝亲手种植的一棵侧柏，有人说是当时人们乱砍乱伐引发山洪，黄帝带头植树留下的。另一个版本更有趣，说有个叫羌尚的人得到了一个聚宝盆想献给黄帝，一时不便就先埋在了桥山，在上面种了棵柏树标记位置，等后来想挖时发现满山都是柏树，再也找不到宝盆，只好送黄帝一棵柏苗，请他派人寻找，黄帝欣然说满山柏树就是最好的宝物，并植下柏苗，将此处定为自己日后的陵地，就是后来的桥山黄陵了。

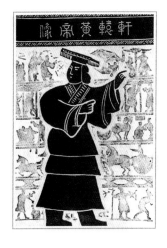

遍身皆药修仙赤松食

柏树的药用也很早，《神农本草经》记载的柏实，也就是柏子仁，主惊悸，安五脏，令人不老、轻身、延年。因此柏子仁也是历代道家修行所重视的食物。李时珍在《本草纲目》中说，《列仙传》中提到的神仙赤松子，因为服食柏子仁，掉落的牙齿重新长出来，且行动敏捷，跑起来快如奔马，柏子仁的滋养作用可见一斑。还有一个传说也和赤松子有关，说的是有个人八月进华山采药，见一童子用五彩囊接柏树叶上的露水，问他在做什么，他回答说赤松先生取以明目。后来人们也学做眼明囊承露洗眼，还逐渐演变成了荷包。此外侧柏叶也为补阴要药，民间常用于治疗脱发。

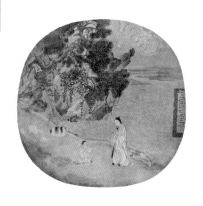

后世医家多用柏子仁宁心安神，治疗惊悸失眠，张锡纯还特别提到柏子仁尤宜肝脏，曾治邻村毛姓少年，其肝脏素有伤损，一日忽胁下作疼，单用柏子仁一两，煎汤服之立愈，可见其善于理肝。

《医学衷中参西录》：柏子仁能补助心气，治心虚惊悸怔忡；能涵濡肝木，治肝气横恣胁疼；滋润肾水，治肾亏虚热上浮。虽含油质甚多，而性不湿腻，且气香味甘实能有益脾胃，《神农本草经》谓其除风湿痹，胃之气化壮旺，由中四达而痹者自开也。其味甘而兼辛，又得秋金肃降之气，能入肺宁嗽定喘，导引肺气下行。统言之，和平纯粹之品，于五脏皆有补益，故《神农本草经》谓安五脏也。宜去净皮，炒香用之，不宜去油。

注意： 大便溏薄者忌食，痰多者忌食。该品易走油变化，不宜曝晒。畏菊花、羊蹄、诸石及面曲。

侧柏叶防治脱发

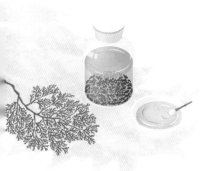

鲜侧柏叶 32 克，75% 酒精 100~500 毫升。将鲜侧柏叶切碎，置容器中，加入酒精，密封浸泡 7~10 日，过滤去渣即成。用时取药液涂擦毛发脱落部位，每日 3 次。

侧柏叶苦寒，入肝经，肝主风，主藏血，发为血之余，故能凉血乌发。此法适合脂溢性脱发、暂时性脱发，或脱发初期者使用。

柏子仁粥

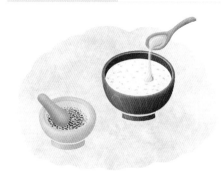

柏子仁 10~15 克，粳米 50~100 克，蜂蜜适量。将柏子仁去皮壳、杂质洗净，捣烂。将米洗净，与捣烂的柏子仁一起放入砂锅内，加适量水，大火煮沸，改小火煮约 30 分钟，加入蜂蜜调味即成。

此粥可养心安神、健脑益智、润肠通便，适合心悸、失眠健忘、长期便秘或老年性便秘等人群食用。

柏子仁炖猪心

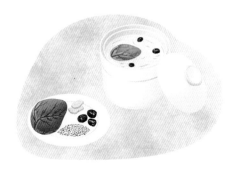

柏子仁 10 克，猪心 250 克，生姜 5 克，红枣 15 克。将猪心洗净，剖开，柏子仁洗净，放入猪心内。把放有柏子仁的猪心和洗净的生姜、红枣一齐放入炖盅内，加开水适量，炖盅加盖，文火隔开水炖三小时，调味即可。

此菜可养心安神、补血润肠，适合心悸怔忡、失眠及因阴虚血少、产后血虚等引起的肠燥便秘等人群食用。

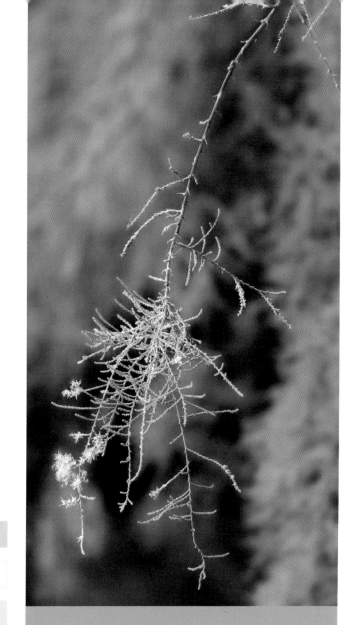

药 柽柳（嫩枝叶）

性 平

味 甘 辛

归 肺经 胃经

心经

功 疏风，解表，透疹，解毒。

主 用于风热感冒，麻疹初起，疹出不透，风湿痹痛，皮肤瘙痒。

柽柳 *Tamarix chinensis* Lour.

柽柳科，别名观音柳、殷柽、三春柳、垂丝柳、西河柳、赤柽木等，灌木或小乔木，野生于东北、华北、华东等地，东部至西南部各省区有栽培。耐热耐寒，抗风耐碱，生于河流冲积地、海滨、滩头、盐碱地、沙荒地。

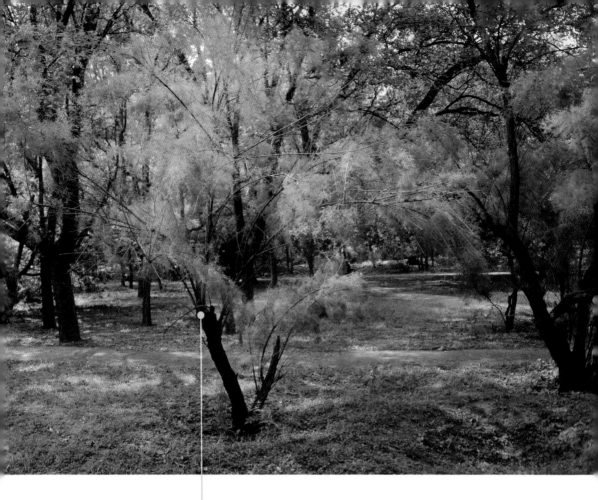

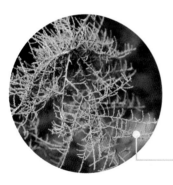

辨别

高3~6米。老枝直立，暗褐红色，光亮；幼枝稠密细弱，常开展下垂，红紫或暗紫红色，有光泽；嫩枝繁密纤细，悬垂。

叶鲜绿色，从去年生木质化生长枝上生出的绿色营养枝上的叶长圆状披针形或长卵形，基部背面有龙骨状隆起，常呈薄膜质；上部绿色营养枝上的叶钻形或卵状披针形。

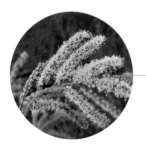

每年开花2~3次。春季开花：总状花序侧生在去年生木质化的小枝上，花稍大而稀疏；花瓣5，粉红色，通常卵状椭圆形或椭圆状倒卵形。夏、秋季开花：总状花序较春生者细，生于当年生幼枝顶端，组成顶生大圆锥花序，花较春季略小而密生。蒴果圆锥形，长约3.5毫米，3瓣裂。花期4~9月，果期6~10月。

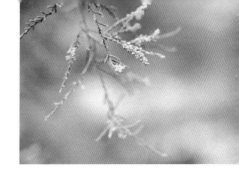

治沙抗旱舍身化红柳

　　柽柳中分布最广的多枝柽柳也叫红柳，虽然红色枝条和纤细绿叶很有观赏性，可实际上它经常都是出现在生存环境最恶劣的盐碱地、沙漠和戈壁滩上，作为最常用的防风固沙树种，红柳的传说总是充满了悲壮。

　　一个传说讲红柳本为仙女，名叫红娘，在天河为玉皇大帝取水时见一黄龙在人间任性胡为，携黄沙吞噬良田，百姓流离失所，她毅然向玉帝请求下凡镇治黄沙，于是玉帝将红娘下嫁黄龙为妻，黄龙最终被红娘的勇敢坚贞所服，再不出沙漠，红娘死后便化为红柳。另一个传说的主人公则是个叫"红"的帅哥，因贺兰山下的戈壁滩被"旱魔"所统治，贫瘠干旱，百姓困苦，他决定挑战旱魔，于是独闯腾格里沙漠，找到旱魔居住的"旱宫"，与旱魔大战七天七夜，旱魔招数用尽，赌咒说如果红敢把自己的血在沙漠里放干，便保那里风调雨顺，红割断了手腕，血流之处长出丛丛红柳，旱魔遵守诺言，戈壁滩从此变成了米粮川。

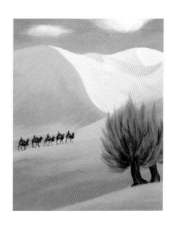

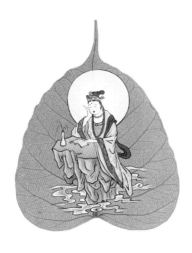

解表透疹济世现观音

　　如果说"红柳"的名字是源于枝条颜色，"三春柳"则是由于一年开三次花，"柽"字就显得有点冷僻了，宋代罗愿的《尔雅翼》中说，天要下雨，柽柳最先知道，会起气相应，加上它不怕霜雪，可说是木之圣者，故字从圣，它还有个名字"观音柳"也注解了这个圣字。

　　传说古时太仓民间流行一种怪病，患者浑身痧疹，痛痒难治，观音菩萨知道后便化成一癞头和尚，用柽柳煎汤给人们喝，开始没人相信，后来一位老婆婆试着喝了药汤，怪病真的好了，消息传出，大家争相服用，很快都痊愈了，正当人们要感谢癞头和尚时，观音菩萨显现真身，驾云而去。人们为了感谢菩萨的恩德，便塑了一尊持赤柽柳的观音宝像供奉起来，这就是观音菩萨三十三化身中的第十六化身延命观音，柽柳从此不仅成了圣物，也成了解表透疹的重要药物。

《本草经疏》：赤柽木，近世又以治痧疹热毒不能出，用为发散之神药。《经》曰，少阴所至为疡疹，正刘守真所谓诸痛痒疮疡，皆属心火之旨也。盖热毒炽于肺胃，则发斑疹于肌肉间，以肺主皮毛，胃主肌肉也。此药正入肺、胃、心三经，三经毒解则邪透肌肤，而内热自消，此皆开发升散、甘咸微温之功用也。

《本草纲目》：消痞，解酒毒，利小便。

注意： 麻疹已透及体虚汗多者忌服。

红柳枝烤羊肉

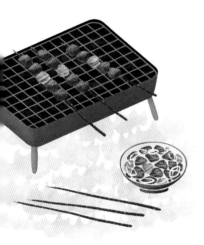

羊腿肉、羊肥肉、白色洋葱、盐、孜然粉、辣椒粉、红柳枝。将羊腿肉、羊肥肉切块，洋葱切丝。把羊肉块放在大碗里，加洋葱丝、盐和少许水拌匀，用保鲜膜盖好腌制2~3小时入味。红柳枝洗净，把腌制好的肉块按两瘦一肥两瘦串成一串，放在烤肉架上。烤箱250℃预热5分钟，加烤肉架，放在中上层，下面放烤盘。烤4分钟左右，见羊肉颜色由深发白，翻面继续烤至另一面变色，拿出羊肉串，两面撒上孜然粉、辣椒粉和少许盐，再烤3分钟左右即可。

此菜是新疆传统美食，曾收录于《舌尖上的中国2》，因柽柳有消痞化积的功效，兼气味清香，用来烤肉既有益健康，又风味独特。

柽柳茶

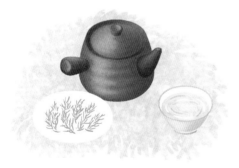

鲜柽柳叶30克。切碎晒干，放入砂锅中，大火煮沸，改小火煮10~15分钟。可代茶频饮。

此茶可发表解毒透疹，适合于麻疹隐约不透者饮用。

荸荠柽柳汤

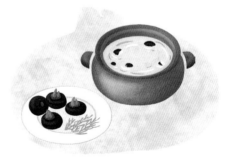

荸荠90克，柽柳叶15克（鲜枝叶30克）。将荸荠、柽柳叶一同水煎，大火煮沸，改小火煮10~15分钟。每日分2次饮服。

此汤可温中益气、消风毒，适用于麻疹透发不快者饮用。

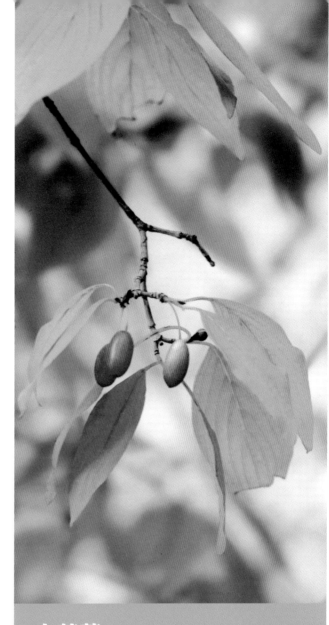

 药 山茱萸（果肉）

 性 微温

 味 酸　涩

 归 肝经　肾经

 功 补益肝肾，收涩固脱。

主 用于眩晕耳鸣，腰膝酸痛，阳痿遗精，遗尿尿频，崩漏带下，大汗虚脱。内热消渴。

山茱萸 *Cornus officinalis* Sieb. et Zucc.

山茱萸科，别名肉枣、蜀枣、鸡足、药枣、实枣儿等，落叶灌木或小乔木，分布于山西、陕西、甘肃、山东、江苏、浙江、安徽、江西、河南、湖南、四川等省。生于海拔400~2100米的林缘或森林中。

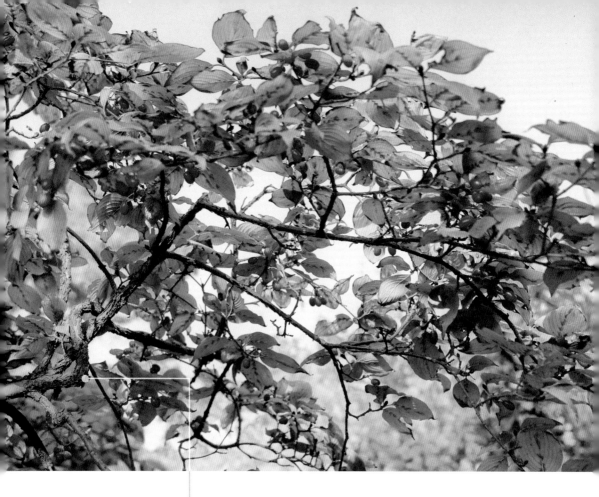

辨别

高 4~10 米。树皮灰褐色。小枝细圆柱形，无毛或稀被贴生短柔毛；冬芽顶生及腋生，卵形至披针形，被黄褐色短柔毛。

叶对生，纸质，卵状披针形或卵状椭圆形，先端渐尖，基部宽楔形或近于圆形，全缘，中脉在上面明显，下面凸起，侧脉 6~7 对，弓形内弯。

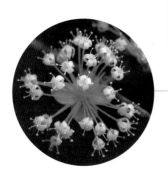

伞形花序生于枝侧，有总苞片 4，卵形，厚纸质至革质，长约 8 毫米，带紫色，开花后脱落；花小，两性，先叶开放，花瓣 4，舌状披针形，长 3.3 毫米，黄色，向外反卷。核果长椭圆形，红色至紫红色；核骨质，狭椭圆形，有几条不整齐的肋纹。花期 3~4 月，果期 9~10 月。

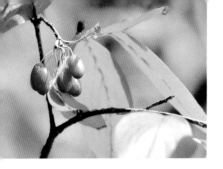

太行贡药幸遇朱御医

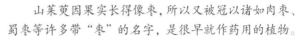

山茱萸因果实长得像枣，所以又被冠以诸如肉枣、蜀枣等许多带"枣"的名字，是很早就作药用的植物。

话说战国时期，太行山是赵国属地，很多山民以采药为生，但要把采来的名贵中药向赵王进贡。有一年进贡的药材中有一味"山萸"恰好被赵王看到，其貌不扬的外表和古怪的名字引起了赵王的不快，于是发起了领导脾气要扔掉，一位姓朱的御医忙打圆场："山萸是良药，山民听说大王有腰痛的旧疾才特意送来的。"赵王却说："寡人用不着这等俗物。"朱御医只好暗中留下了药材。三年后赵王腰痛复发，朱御医用"山萸"煎汤治好了赵王。赵王问朱御医给他服了什么药，朱御医说，就是几年前山民进贡的"山萸"。赵王又喜又悔，下令广种"山萸"，为表彰朱御医的功绩，就将"山萸"更名为"山朱萸"，时间久了，人们就将"山朱萸"写成了"山茱萸"。

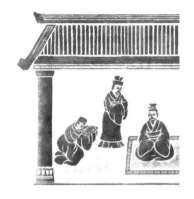

重阳祛邪非戴山茱萸

朱御医的传说有很多版本，但至少在汉代已有"茱萸"的叫法，到了唐代，有许多诗歌中都提到了它，但需要注意的是，不是所有的茱萸都是指山茱萸。以茱萸为名的植物最常见的有三种，山茱萸、吴茱萸和食茱萸，山茱萸是山茱萸科，果实是形状像枣的小红果，可补益肝肾、收涩固脱，后两者是芸香科，果实是形似花椒的蓇葖果，气味辛香，可温中燥湿、止痛杀虫，吴茱萸红色，食茱萸黑色，也常用作调味品。

唐代诗佛王维的名句"遥知兄弟登高处，遍插茱萸少一人"中所描绘的重阳节登高插茱萸的风俗，本来源于汝南仙人费长房——就是向悬葫芦卖药的壶翁学道的那位——算得他徒弟桓景家中有难，于是要他们九月九戴茱萸囊登高避祸的故事。吴茱萸气味浓烈，才有可能去秽辟邪，所谓插茱萸，插的是吴茱萸的果序枝条，许多人以为是山茱萸，其实是张冠李戴了。

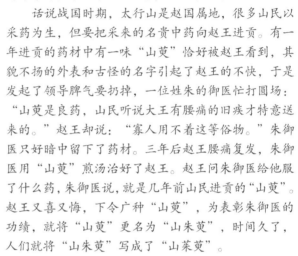

吴茱萸

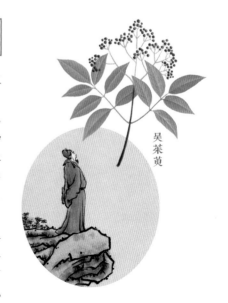

应用

《医学衷中参西录》：山萸肉味酸性温，大能收敛元气，振作精神，固涩滑脱。因得木气最厚，收涩之中兼具条畅之性，故又通利九窍，流通血脉，治肝虚自汗，肝虚胁疼腰疼，肝虚内风萌动。且敛正气而不敛邪气，与其他酸敛之药不同，是以《神农本草经》谓其逐寒湿痹也。

注意： 凡命门火炽、强阳不痿、素有湿热、小便淋涩者忌服。蓼实为之使。恶桔梗、防风、防己。

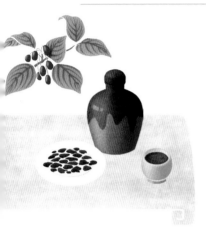

山茱萸酒

山萸肉60克，米酒500毫升。将山萸肉浸泡于米酒中，文火加热至沸腾，关火取下，待冷却后，密封置于阴凉处，时常摇动，7日后即可饮用。

每日早晚各1次，每次服50毫升。此酒可补益肝肾、止汗固脱，适合腰膝酸冷、遗精、盗汗等人群饮用。

山萸肉粥

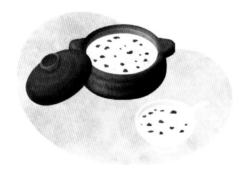

山萸肉15克，粳米60克，白糖适量。先将山萸肉洗净，去核，与粳米一同放入砂锅，加水煮粥，待粥将熟时，加入白糖，稍煮即成。

此粥补益肝肾、涩精敛汗，适合肝肾不足之头晕目眩、耳鸣腰酸、遗精、遗尿、虚汗不止、肾虚带下、小便频数者食用。

石斛山萸猪腱汤

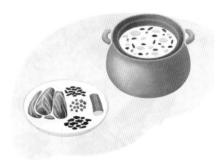

石斛20克，山萸肉15克，山药20克，枸杞子15克，水4碗，猪腱适量。将石斛浸洗后切碎，山萸肉去核，将所有材料洗净后一同放入煲内，用大火煮沸，再改用文火煲三个半小时，加盐调味即成。

此汤可补肝肾、滋阴明目，适合血气两虚、眼花耳鸣、精神不振者食用。

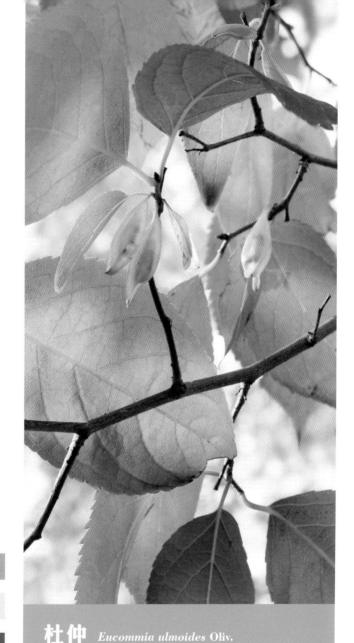

药 杜仲 (树皮)

性 温

味 甘

归 肝经　肾经

功 补肝肾，强筋骨，
安胎。

主 用于肝肾不足，腰
膝酸痛，筋骨无力，
头晕目眩，妊娠漏
血，胎动不安。

杜仲 *Eucommia ulmoides Oliv.*
杜仲科，别名胶木、思仙、思仲、丝楝树皮、
丝棉皮、棉树皮、扯丝皮等，落叶乔木，分
布于陕西、甘肃、河南、湖北、四川、云南、
贵州、湖南、浙江等省区，各地广泛栽种。多
生于低山、谷地或低坡的疏林里。

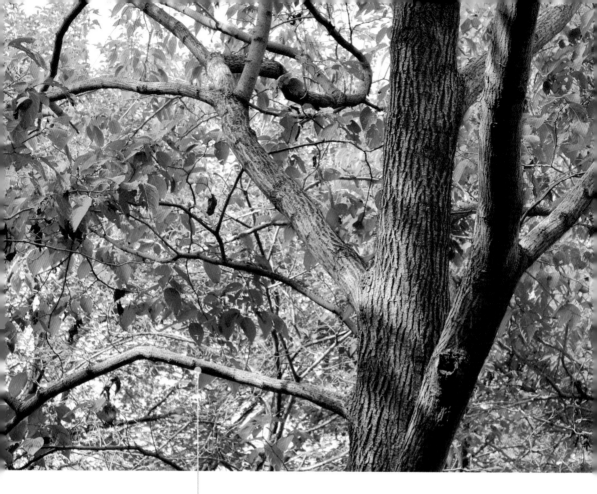

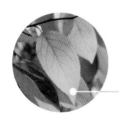

辨别

高可达 20 米,胸径约 50 厘米。树皮灰褐色,粗糙,内含橡胶,折断拉开有多数细丝。

叶椭圆形、卵形或矩圆形,薄革质,长 6~15 厘米,宽 3.5~6.5 厘米,基部圆形或阔楔形,先端渐尖,侧脉 6~9 对,与网脉在上面下陷,在下面稍突起,边缘有锯齿。

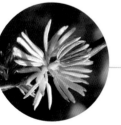

花单性,雌雄异株,生于当年枝基部。雄花无花被,雄蕊长约 1 厘米,无毛,无退化雌蕊;雌花单生,子房无毛,1 室,扁而长,先端 2 裂,子房柄极短。翅果扁平,长椭圆形,长 3~3.5 厘米,周围具薄翅,先端 2 裂;坚果位于中央,稍突起。种子扁平,线形,两端圆形,长 1.4~1.5 厘米,宽 3 毫米。花期 4~5 月,果期 10~11 月。

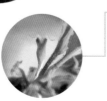

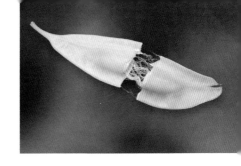

驾鹤神仙隐名拆字诗

　　杜仲是一种古老的植物，早在200万年前就有生长，第四纪冰川期后大量灭亡，只在中国的中部地区存活至今，有"植物活化石"之称，在中国的药用也很早，《神农本草经》已将它列为上品药。

　　关于杜仲的名字，也有许多传说。相传陕西华山脚下住着个叫李厚孝的小伙子，一天老母患病，厚孝上山采药，采到药后却扭伤了腰，从山坡滚落，腰痛难忍，动弹不得。此时忽听鹤鸣，抬头一看，一位老者来到近前，厚孝连忙求救，老者掏出个小葫芦，从一棵大树上剥了块带丝的树皮，塞进葫芦摇了三摇，立刻化成了水，给厚孝服下，很快腰就不疼了。厚孝千恩万谢，询问老人姓名。老者指着大树吟道："此木土里长，人中亦平常。扶危祛病魔，何须把名扬！"说罢驾鹤而去。厚孝想了许久才明白这是首拆字诗，木土为杜，人中为仲，原来老人说的是"杜仲"，这两个字也就成了这种树的名字。

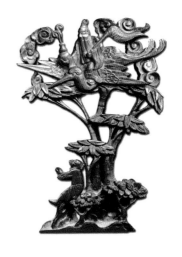

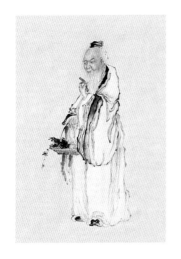

试药大夫得道杜仲胶

　　实际上杜仲更像是一个人的名字，也有传说杜仲就是那位仙人的名字，他本是一个大夫，进山采药时无意中发现一棵树的树皮、树叶和籽在被撕裂时断口处都会拉出细密的白丝，他觉得这些白丝很像条条筋骨，便想人如果吃了这些"筋骨"，会像树一样筋骨强健吗？于是尝试着将树皮炮制服用。一段时间后，不但没有不良反应，反而精神抖擞，腰腿轻松，他便坚持服用下去，后来不仅身轻体健，头发乌黑，最后还得道成了仙人。于是这种植物也被人们称作"思仙""思仲"，总是和神仙们一起出现在故事里。

　　杜仲能拉出丝是因为含有一种胶质，现在称为杜仲胶，欧美引种杜仲时，有时称它为"中国橡胶树"，就源自这种胶质，这也是鉴别杜仲的标志。

《本草求真》：杜仲，入肝而补肾，子能令母实也，且性辛温，能除阴痒，去囊湿，痿痹瘫软必需，脚气疼痛必用，胎滑梦遗切要。若使遗精有痛，用此益见精脱不已，以其气味辛温，能助肝肾旺气也。胎因气虚而血不固，用此益见血脱不止，以其气不上升，反引下降也。

注意： 阴虚火旺者慎用。

杜仲酒

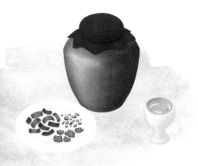

　　杜仲 50 克，丹参 10 克，川芎 25 克，40 度白酒 1000 克。将药切碎如黄豆大，与白酒一起置于酒坛中，密封。5 日摇动 1 次，20 天后即可饮用，用时静置取上部清液。每日 2 次，每次 10 毫升。

　　此酒补肝益肾、活血通络，适合老年肝肾虚亏所致之腰背酸楚、脚膝无力、四肢麻木等人群饮用。

杜仲羊骨粥

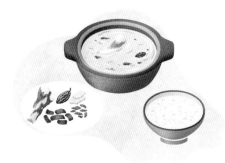

　　羊骨 1 节，杜仲 10 克，粳米 50 克，草果、陈皮、姜、盐适量。将羊骨洗净锤破，粳米淘洗干净，杜仲烘干打成粉。将羊骨、杜仲粉、姜、盐、草果、陈皮放入锅内，加清水适量，武火烧沸后改文火煮至浓汤，捞出羊骨、草果、陈皮，留汤汁。另起锅，放入粳米、羊骨汤，大火烧沸后改小火煮至米烂粥成即可。

　　此粥补益肝肾、强筋健骨，适合肝肾不足所致的腰膝酸软、筋骨无力者食用。

杜仲腰花

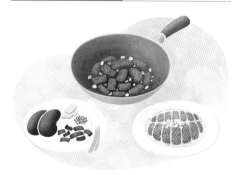

　　杜仲 20 克，猪腰子 250 克，料酒 10 克，花椒、姜、葱适量。将猪腰子洗净，片去腰膜筋膜切成腰花，杜仲加清水熬成浓汁，姜切片，葱切段，白糖、味精、醋、酱油和淀粉兑成滋汁；将锅置武火上烧热，放入花椒、姜、葱、腰花、药汁、料酒，迅速翻炒，再放入滋汁，颠锅即成。

　　此菜可补肝肾、健筋骨、降血压，适合肾虚腰痛、步履不坚、阳痿、遗精、眩晕、尿频、老年耳聋、高血压等人群食用。

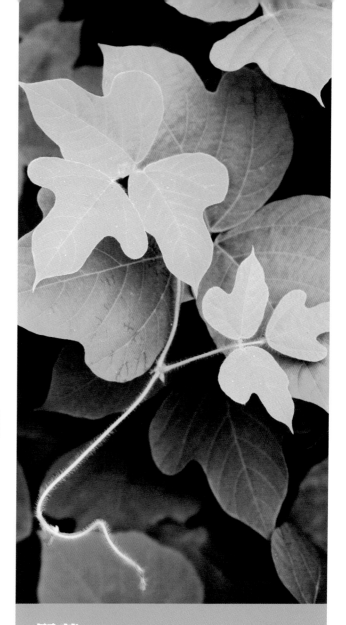

药 **葛根**（块根）

性 凉

味 甘　辛

归 脾经　胃经

肺经

功 解肌退热，生津止渴，透疹，升阳止泻，通经活络，解酒毒。

主 用于外感发热头痛，项背强痛，口渴，消渴，麻疹不透，热痢，泄泻，眩晕头痛，中风偏瘫，胸痹心痛，酒毒伤中。

野葛 *Pueraria lobata* (Willd.) Ohwi
豆科，别名葛条、甘葛、葛藤、鹿霍、黄斤等，多年生灌木状缠绕落叶藤本植物，产我国南北各地，除新疆、青海及西藏外，分布几遍全国。生于山地林中、路边草丛中及较阴湿的地方。

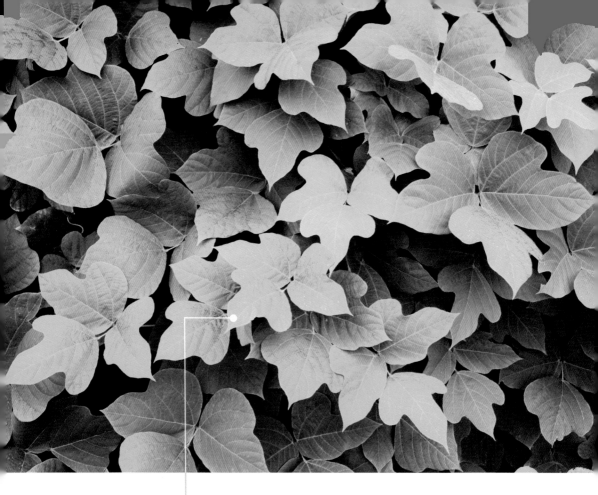

辨别

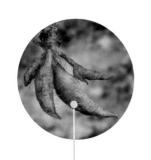

羽状三出复叶，小叶三裂，偶尔全缘，顶生小叶宽卵形或斜卵形，先端长渐尖，叶柄较长；侧生小叶斜卵形，稍小。

长可达 8 米，全体被黄色长硬毛。块根肥厚，圆柱状，外皮灰黄色，内部粉质。茎基部木质，上部多分枝。

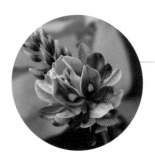

总状花序腋生或顶生，花冠紫色，旗瓣倒卵形，具短瓣柄，翼瓣镰状，龙骨瓣镰状长圆形。荚果长椭圆形，扁平，密被黄褐色长硬毛。种子卵圆形。花期 4~8 月，果期 8~10 月。

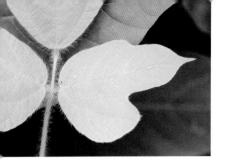

葛德治世圣皇葛天氏

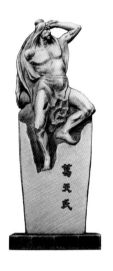

关于"葛根"药名的传说版本最多的是说一个姓葛的人发现了它，一说是东晋的葛洪在茅山炼丹时发现并用它治好了弟子和当地百姓的病，还有说是一姓葛公子全家遭害后学医，这药名是说他乃葛家的独根。

其实这些都是后人望文附会出的故事，人们对葛的认识和命名可追溯到新石器时代，目前考古发现的最早的葛布已有五千多年的历史。

传说上古时中原宁陵盛产葛，有人发现它可食用、可治病，纤维可织布，在生活中非常有用，当地人便以葛为荣，把葛当做图腾，并以葛为地名，而这个发现并教授人们利用葛的人，就被称作葛天氏，他以葛德称王，创葛庐、制葛布、作广乐、定礼制，教民自治，开创了一个后人向往称道的"理想之世"，成为与燧人氏、伏羲氏齐名的上古圣皇，作为音乐、舞蹈、建筑、纺织的鼻祖，被奉为中华民族人文始祖之一，其后裔族人后来省文简化为单姓葛氏，葛洪也是其中之一了。

清热解毒日常醒酒汤

葛根、藤茎、叶、花、种子及葛粉均可入药，孙思邈的《备急千金要方》食治篇中曾提到说服食丹药修炼的人不能吃鹿肉，因为鹿只吃九种食物，而且多是解毒的草药，会使丹药失效，其中第一种就是葛的叶和花。《神农本草经》中记载了葛根的药用，《伤寒论》中的葛根汤更是作为重要的发汗解表剂被人所熟知。

而生活中更常用到的是葛的解酒功效，葛花几乎成了醒酒的专用药，葛根、葛粉也常常用来解酒。传说明嘉靖年间李时珍被楚王朱英检聘为王府的"奉祠正"，府内镇国将军酗酒无度，重病不起，李时珍为其诊治开方"解酒汤"，十几天后痊愈，此汤主药就是葛根。此外它也可用来退热止渴，李时珍一次回乡见荆王府郡主内热消渴，也是采葛根入药治好的。

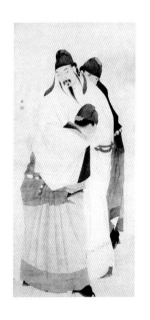

133

应用

《本草经疏》载：葛根，解散阳明温病热邪之要药也，故主消渴，身大热，热壅胸膈作呕吐。发散而升，风药之性也，故主诸痹。现代认为其有降压降脂降糖、保护心脑血管、调节内分泌、养颜护肤等功效。甘葛藤的块根也作葛根用，《中国药典》后将其单列为粉葛，区别为粉葛含淀粉多，偏清热、生津、解酒，野葛根纤维性强，偏解肌、透疹、升阳、通络。

注意： 五劳七伤、上盛下虚者、虚寒体质者、有脾胃病者忌服。易于动呕、胃寒者慎服。女性发育期、经期、孕期慎用。

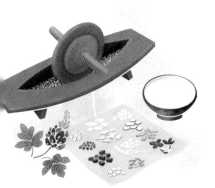

葛花解酲汤

葛花、白豆蔻仁、砂仁各25克，神曲（炒）、泽泻、干姜、白术各10克，人参（去芦）、橘皮（去白）、白茯苓、猪苓各7.5克，木香2.5克，莲花青皮（去瓤）1.5克。把所有药研成细末，和匀，每次15克，和白米汤服下，微出汗即有解酒之效。因葛花是以解肌发汗的方式来解酒，所以宜搭配人参使用，避免过度耗散元气，更不可恃此酗酒滥饮，经常这样发汗解酒，会减短人的寿命。

葛粉

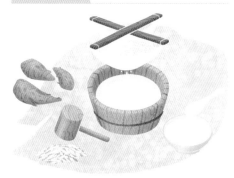

将新鲜葛根块洗净，用机械碎解或手工捣烂，用清水冲洗过滤，分离淀粉浆和粉渣。静置沉淀，取底层粉末晒干或烘干即成。

葛粉可用开水冲泡搅拌至半透明胶状，加适量白糖调味食用。也可大米煮粥半熟时加入葛粉同煮成粥食用，还可做煎饼、炒菜勾芡食用。

葛粉面膜

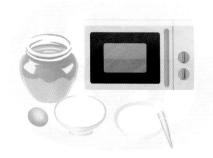

将适量葛粉用开水冲泡搅拌，或用温水调匀，入微波炉加热2分钟，冷却至胶状，加入蛋清、蜂蜜，调匀即可敷面使用。每周3次，每次半个小时。常用此面膜可以清理肌肤，补充营养和水分，使皮肤洁白滋润。

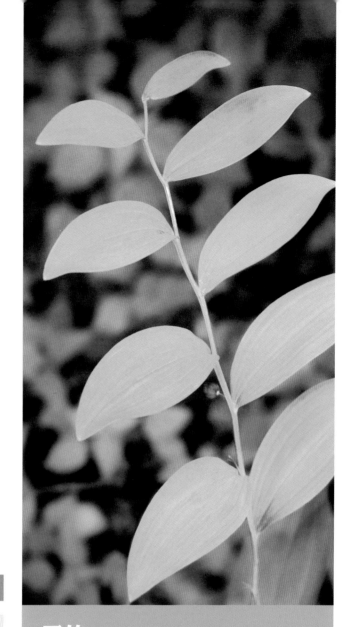

 玉竹 （根茎）

性 微寒

味 甘

归 肺经　胃经

功 养阴润燥，生津止渴。

主 用于肺胃阴伤，燥热咳嗽，咽干口渴，内热消渴。

玉竹 *Polygonatum odoratum* (Mill.) Druce
百合科，别名葳蕤、萎蕤、委萎、女萎、铃铛菜、尾参、地管子、小笔管菜等，多年生草本植物，我国东北、西北、华北、华东、华中、华南、台湾等地均有分布。生于凉爽湿润、无积水的山野疏林或灌丛中。

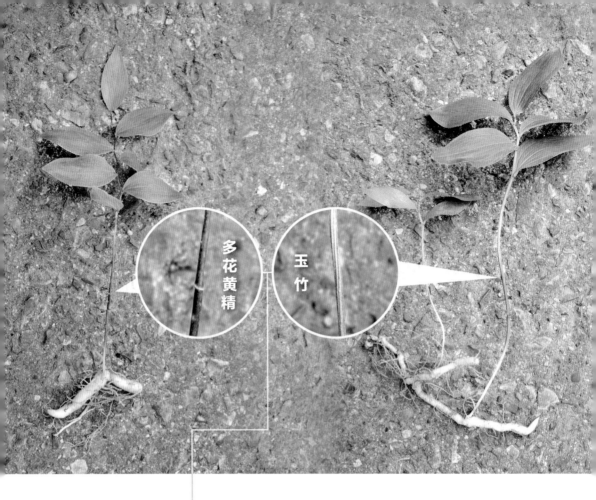

多花黄精　玉竹

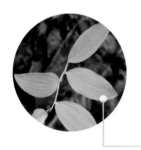

辨别

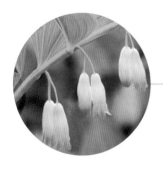

玉竹与多花黄精十分相似，多花黄精茎光滑，而玉竹茎上有棱。二者功效相似，也有药房以多花黄精代玉竹使用。

茎高 20~50 厘米，具 7~12 叶。叶互生，椭圆形至卵状矩圆形，先端尖，上面绿色，下面带灰白色；下面脉上平滑至呈乳头状粗糙。根状茎圆柱形，直径 5~14 毫米。

花序具 1~4 花，栽培可多至 8 朵；花被黄绿色至白色，全长 13~20 毫米，花被筒较直；花丝丝状，近平滑至具乳头状突起。浆果蓝黑色，直径 7~10 毫米，具 7~9 颗种子。花期 5~6 月，果期 7~9 月。

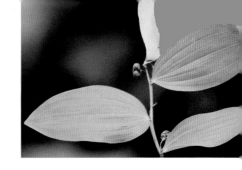

葳蕤华美不老山中女

　　玉竹又名葳蕤（wēi ruí），这个今天看来非常冷僻的词古人倒是经常使用，由形容草木繁盛低垂的样子引申到华丽美好的装饰，汉乐府诗《孔雀东南飞》中有"妾有绣腰襦，葳蕤自生光"的句子，司马相如《子虚赋》中也有"错翡翠之葳蕤，缪绕玉绥"的描写，黄公绍《古今韵会》记载，因"玉竹根长多须，如冠缨下垂而有威仪"，所以就用葳蕤来称呼它了，又因为它叶子光莹而像竹叶，根多节，所以又叫玉竹。

　　还有人用也表示华美下垂的"委蕤"来称呼它，再后来又变成了"女蕤"，变来变去，总与美丽相关。然后就有了一个传说：一个宫女逃出皇宫躲入深山，没有食物，常采玉竹充饥，久之肌肤润泽白皙。后遇一猎人相爱成家生儿育女，60岁时与家人回到故乡，故乡亲友见她仍是进宫时的青春容貌，惊叹不已。

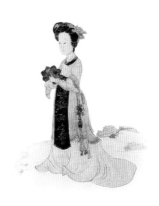

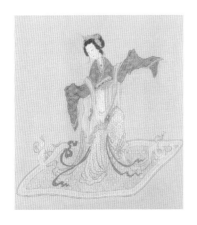

玉竹泽润曼舞赵飞燕

　　玉竹的美容功效在另一个美女的身上更是被演绎到了祸国殃民的程度。传说汉成帝即位后骄奢淫逸，不满足于后宫佳丽，还经常出宫寻欢作乐，一次出游至富平侯张放处，同河阳王作乐，见歌舞者中有一女子身轻如燕，体态婀娜，甚是喜欢，便把她招入宫中，大为宠幸，这位美女就是赵飞燕，后来她被封为皇后，和她的妹妹赵合德专宠后宫十余年，成为历史上最著名的"红颜祸水"之一。有人探究她的身世，便有了一段美容大王的传奇。原来赵氏姐妹原是父母偷情所生，出生时几乎被抛弃，后来被姑母收养，寄人篱下地长大，曾不堪屈辱逃入山中，采玉竹为食，渐渐体态轻盈，肤白如玉，后来流落长安，卖身做了舞伎，想起旧事，常做一道"玉竹鸡爪汤"来吃，美容效果显著，终于抓住机会一步登天，后人便把这道菜改名为"玉竹凤爪汤"了。

应用

玉竹为养阴要药，药效较缓和，宜久服。《本经疏证》言：凡有节有液之物皆能通，萎蕤通风热阻络，不徒使络中之液能柔热之暴，且可使肌肉间热能化液之结，骨节既通，阳施阴化，血脉肤腠自尔和，故能治肺胃燥热、跌筋结肉、津枯而面不润泽。

注意： 阴病内寒、痰湿气滞者禁服，脾虚便溏者慎服。玉竹畏卤碱。阴虚有热宜生用，热不甚者宜制用。

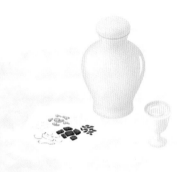

玉竹美容酒

玉竹、人参、黄精、制首乌、当归、枸杞各10克，冰糖适量，黄酒600毫升。将前6味药切片或捣碎，置容器中，加入黄酒和糖，经常摇动，浸泡7天，过滤去渣即可饮用。

每天1~2次，每次饮20克左右。此酒可润肤乌发、健身益寿，适合身体羸弱、容颜憔悴、面色不华、皮肤毛发干燥等人群饮用。

玉竹百合粥

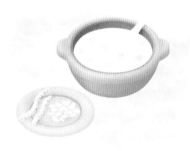

鲜玉竹20克，百合20克，粳米100克。将玉竹洗净，切成小段。百合洗净，撕成瓣状。粳米淘洗净，用冷水浸泡半小时，捞出沥干水分。将粳米、百合、玉竹放入锅内，加入约1000毫升冷水，大火煮沸后改小火煮约45分钟，加入白糖搅匀，再稍焖片刻即可。

此粥可润肺生津、滋阴养颜，适合肺燥咳嗽、口干舌燥、阴虚低热等人群食用。

玉竹凤爪汤

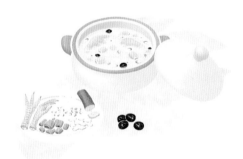

鸡爪250克，排骨150克，玉竹15克，莲子30克，百合、山药、芡实各10克，姜1片，红枣（去核）4粒。将山药、芡实、玉竹洗净，百合、莲子分别用清水浸40分钟。莲子去莲心，与百合分别放入滚水中煮5分钟，取出洗一下。鸡爪、排骨洗净，放入滚水中煮5分钟，取出洗净。煲中滚水放入鸡爪、排骨、红枣、姜、玉竹、山药及芡实，大火煲滚后改小火煲2小时，下百合、莲子再煲1小时，下盐调味即可。

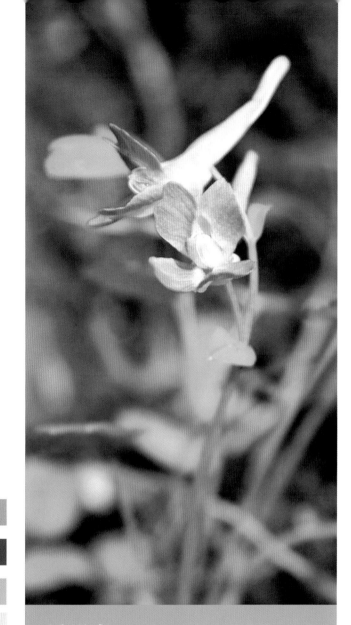

 药 元胡 (块茎)

 性 温

味 辛　苦

 归 心经　肝经

脾经

 功 活血散瘀，行气止痛。

主 用于胸痹心痛，脘腹疼痛，腰痛，疝气痛，痛经，经闭，癥瘕，产后瘀滞腹痛，跌打损伤。

延胡索 *Corydalis yanhusuo* W. T. Wang ex Z. Y. Su et C. Y. Wu

罂粟科，别名元胡、玄胡、玄胡索等，多年生草本植物，分布于江苏、浙江、安徽、河南、湖北、陕西等省区，浙江东阳、磐安、永康、缙云等地及江苏南通地区有大量栽培。常生于旷野草地、山地阴坡林下或林缘。

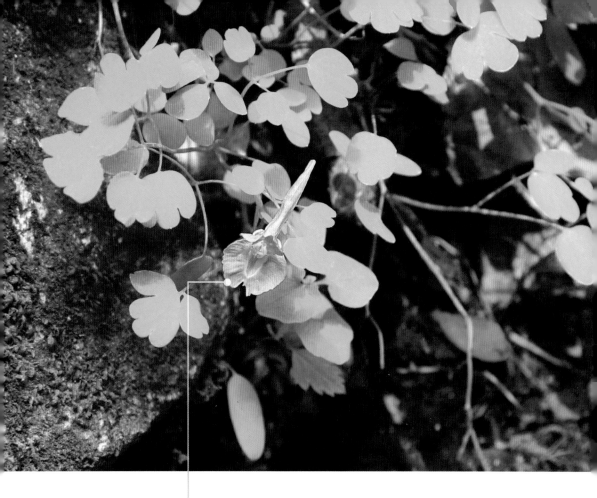

辨别

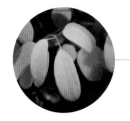

总状花序顶生，疏生 3~15 花；苞片卵形或狭卵形，全缘或下部具齿；花冠红紫色；外花瓣宽展，具齿，顶端微凹，具短尖；上花瓣长 1.5~2.2 厘米，瓣片与距常上弯；距圆筒形；蜜腺体贯穿距长的 1/2。蒴果线形。种子扁长圆形，黑色。花期 3~4 月，果期 4~5 月。

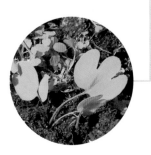

高 10~30 厘米。块茎扁球状，直径 0.5~2.5 厘米，黄色。茎直立或倾斜，常分枝，基部具 1 鳞片，鳞片和下部叶腋内常生小块茎。叶二回三出或近三回三出，小叶 2~3 深裂，裂片披针形至长椭圆形；下部叶常具长柄。

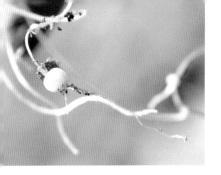

改名换姓避讳延胡索

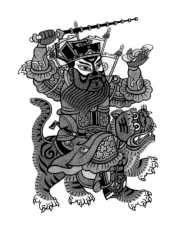

元胡南北朝时开始入药，它的名字演变颇为波折。传说一位老人上山砍柴，不慎跌伤昏厥，醒来时疼痛难忍，许久爬不起来，伤痛饥饿交加，挖身边的草根充饥，挖到一种黄色扁圆块茎，吃后伤情好转，竟能慢慢走回家了，此后又挖来吃了几天，伤势痊愈，便知道了这是种疗伤止痛的好药，因它长得圆，便称它为"圆葫芦"，慢慢省略成了"圆葫"，后来转为同音的"元胡"，再后来又和音近的"玄胡"通用。

明代李梴《医学入门》中则有另一说法，称其最初叫玄胡索："生胡国。玄，言其色；索，言其苗交纽也。"

到了宋朝它再次改名，起因是宋真宗有一天梦见玉皇大帝令赵氏祖先授他天书，这位祖先就是现在大家熟悉的财神爷赵玄朗，宋真宗追封他为圣祖，玄朗二字就成了避讳字，杨家将中本名杨延朗的杨六郎只好改名叫杨延昭，而宋真宗的名字叫赵元休，于是玄胡、元胡都不能再叫，这样就有了"延胡索"这个名字。

行气化瘀止痛特效药

元胡从一开始就是作为重要的止痛药来使用，因为它既能行血中气滞，又能行气中血滞，被李时珍称为"活血化气，第一品药也"，气畅血行，通则不痛，只要属于气滞血瘀引起的疼痛，都可以用，作用部位非常广泛，且持久而无毒性。

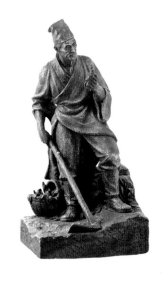

嘉靖年间荆穆王妃胡氏一次吃荞麦面时生了气，胃疼不止，请医生诊治，用了各种吐下行气化滞之类的药物，都是吃了就吐，胃疼没治好，大便也三天不通了。后来请了李时珍，只用了元胡粉末三钱，温酒调服，不但没有再吐，很快胃疼止住，大便也通畅了。还有一位姓华的老汉，患痈疾腹部剧烈疼痛，病势垂危，家中已在准备棺木办后事了，李时珍也是用了元胡三钱，米汤送服，疼痛立时减了一半，再调理几天就康复了。

元胡为止痛要药，应用广泛，对胃脘作痛及经行腹痛尤为效捷。应用时不同炮制方法可起到不同的疗效，生用可破血，炒用可调血，酒炒可行血，醋炒可止血，且醋炒后止痛作用有所增强。

注意： 经事先期、血热气虚、产后血虚或经血枯少不利者忌服。孕妇忌服。

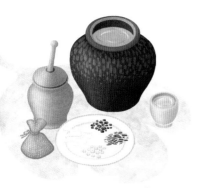

当归元胡酒

元胡、当归、制没药、红花各 15 克，白酒 1000 毫升。将 4 味药材一起捣成粗末，装入纱布袋内，放入容器中，倒入白酒，密封浸泡 7 日，去掉药袋，过滤去渣即可。

每日早晚 2 次，每次 10~15 毫升，将酒温热空腹服用。此酒可活血行瘀，适合因气滞血瘀引起的痛经，以及血滞经闭、产后瘀阻腹痛、癥瘕积聚、跌打损伤瘀痛等人群饮用。

元胡粥

元胡益母草枣蛋

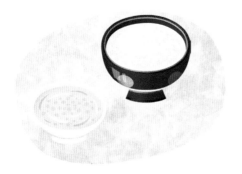

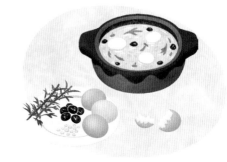

元胡 10 克，大米 100 克，白糖适量。将元胡择净，放入锅内，加清水适量，浸泡 5~10 分钟后，水煎取汁，加大米煮粥，待煮至粥熟后，白糖调味即可食用。

每日 1 次，连续 3~5 天。此粥可活血行气止痛，适用于气滞血瘀所致的各种疼痛。

元胡 10 克，益母草 30 克，大枣 10 枚，鸡蛋 3 个。将元胡、益母草、大枣、鸡蛋加清水适量煮至鸡蛋熟后，去壳再煮片刻，去渣取汁，饮汤食蛋。

每日 3 次，每次 1 个。可活血理气、化瘀止痛，适合经行量少、血瘀作痛、舌质紫暗有瘀点或瘀斑者食用。

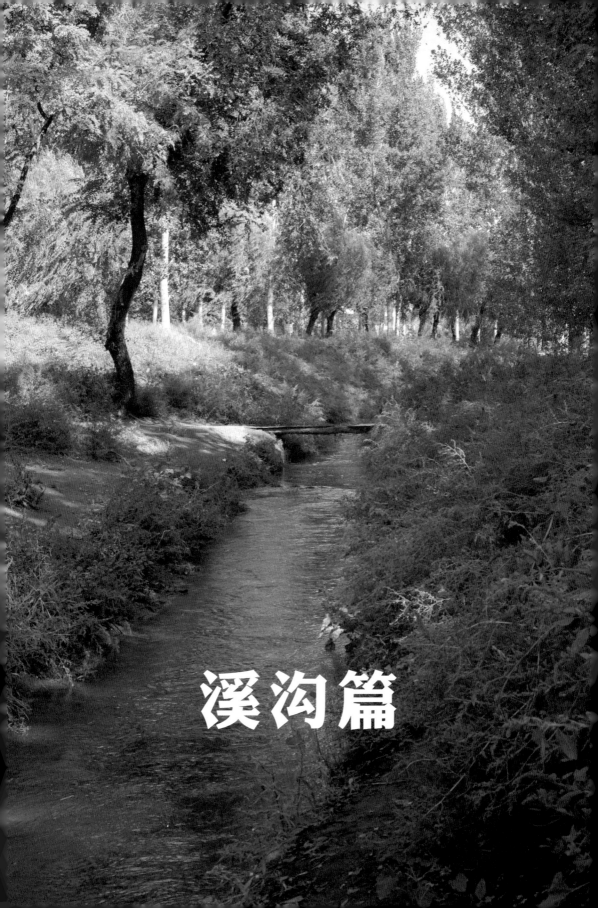

溪沟篇

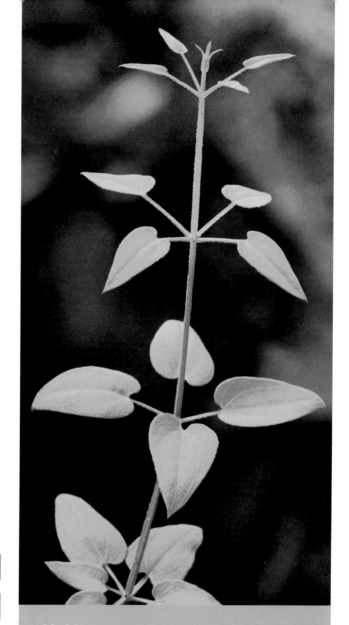

 茜草（根及根茎）

性 寒

味 苦

归 肝经

功 凉血，祛瘀，止血，通经。

主 用于吐血，衄血，崩漏，外伤出血，瘀阻经闭，关节痹痛，跌仆肿痛。

茜草 *Rubia cordifolia* L.
茜草科，别名茹藘、茅蒐、地血、染绯草、血见愁、蒨草、地苏木、活血丹、土丹参、红内消等，多年生攀缘草本植物，全国大部分地区都有分布。常生于沟沿、田边、灌丛、山坡及林缘。

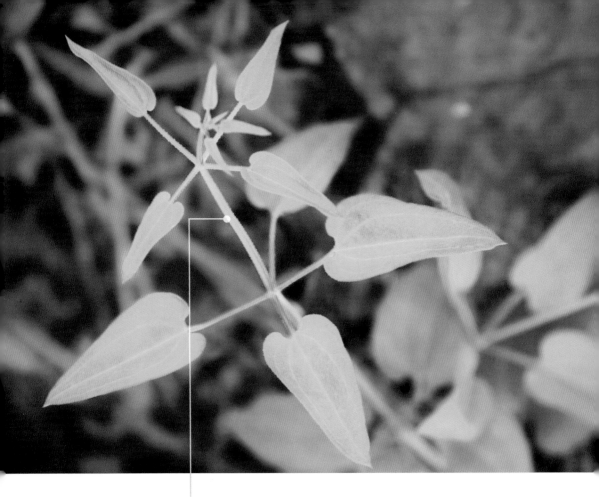

辨别

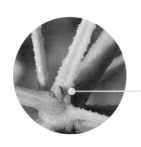

    长通常 1.5~3.5 米。茎数至多条，从根状茎的节上发出，细长，方柱形，有 4 棱，棱上生倒生皮刺，中部以上多分枝；根状茎和其节上的须根均红色。叶通常 4 片轮生，纸质，披针形或长圆状披针形，顶端渐尖，有时钝尖，基部心形，边缘有齿状皮刺，两面粗糙，脉上有微小皮刺，基出脉 5；叶柄长，有倒生皮刺。

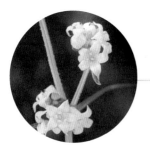

    聚伞花序腋生和顶生，多回分枝，有花 10 余朵至数十朵，花序和分枝均细瘦，有微小皮刺；花冠淡黄色，干时淡褐色，花冠裂片近卵形，微伸展。果球形，直径通常 4-5 毫米，成熟时橘黄色。花期 8~9 月，果期 10~11 月。

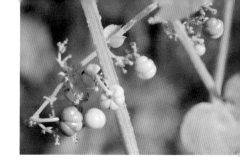

浸红染绛茅蒐值千户

茜草原本用作染料，且早在商周时就已是主要的红色染料，目前出土的丝织品文物中，茜草染色占了相当大的比重。《诗经》有"缟衣茹藘，聊可与娱"的句子，这茹藘就是茜草，南朝梁时医药家陶弘景曾说这草"东方有而少，不如西方多，则西草为茜"，后来"茜"字干脆成了它染出来的那种漂亮红色的代称，《红楼梦》里林黛玉与贾宝玉讨论祭晴雯诔文用词，特意将"红绡帐"改成"茜纱窗"，气质立刻就不同了。

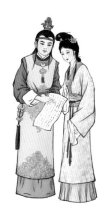

许慎《说文解字》中则说茜草是人血所生，故从草从鬼，又称茅蒐（sōu），《山海经》中所写的釐山，"其阳多玉，其阴多蒐"，很有点血染的风采的意思。

西汉以后民间开始大量种植茜草，司马迁在《史记·货殖传》里说，如果种植"千亩卮茜，其人与千户侯等"，可见其经济价值之高。

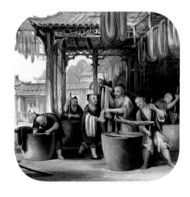

取象比类茜草治血病

传说茜草的药用其实是源于一个意外。某日一位官员忽然流鼻血，用尽方法止血都未奏效，全家焦急之际一个随从建议去买城东一户人家的汤药，官员同意了。那个随从快马加鞭赶到城东，见这户人家院子里放了一口大锅，锅里的药已经快卖完了，随从连忙买下了最后一点药，转身往回赶，不料快到时不小心把罐子摔在地上，药汤洒光了，随从不知如何是好，忽然看到附近的一家染坊，想起这里有个朋友常吃药，不妨去要一些应付差事。随从走进染坊，看见一只染缸里有半缸红水，和刚才那罐药汤颜色差不多，便舀了一罐回去。那官员在随从的冷汗中喝了这罐"药"，鼻血居然止住了。后来随从问了朋友才知道，这半缸红水正是用茜草熬制的，从此茜草止血凉血活血的功效才为人所知，虽然人血所生的传说并不足信，其汤像血而治血病，却很符合中医取象比类的道理。

应用

《医林纂要》：茜草，色赤入血分，泻肝则血藏不瘀，补心则血用而能行，收散则用而不费，故能剂血气之平，止妄行之血而祛瘀通经，兼治痔瘘疮疡扑损。

茜草能凉血止血，且能化瘀。凡血热妄行之出血证均可选用，兼瘀者尤宜。

注意： 精虚血少、气虚不摄血、脾胃虚寒、阴虚火胜者及无瘀滞者忌用。
忌铜铁、鼠姑。

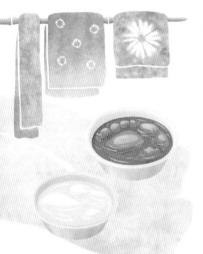

茜草染

前处理：适量棉布清洗去浆，在小苏打水中浸泡，再清水洗净。

助染：入生豆浆（助染剂）浸泡30分钟，期间不断翻搅。

媒染：在明矾水（媒染剂）中浸泡约20分钟，取出洗净晾干。

煮染：茜草100克加水3000毫升，煮沸1~2小时至泡沫呈红色，加入柠檬酸，过滤取汁，重复煎煮取汁3次混合后，加入已媒染的布料，小火煮染20~30分钟，期间需不断翻动，避免染色不均。

可重复煮染以达到预期颜色，也可捆扎夹固以制造肌理图案效果。将染好的布以清水洗净、脱水，吊挂在通风处阴干即可。

天然植物染出的织物色泽纯净柔和，散发草木清香，无化学污染，有益身心健康。

当归茜草粥

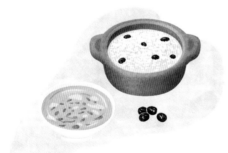

茜草20克，当归20克，粳米30克，红枣适量。将当归、茜草洗净加水1000毫升，大火煮沸后小火煎20~30分钟，过滤取汁，重复两次。粳米、红枣洗净同入砂锅，加入药汁及适量水煮粥，加白糖调味即可。

此粥可补血活血、调经止痛，适合胸胁胀闷、痛经、闭经人群食用。

茜草炖猪蹄

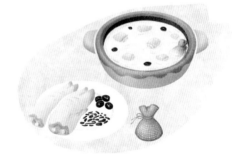

茜草20克，猪蹄2个，红枣20克。将茜草用纱布包好，猪蹄洗净剁成小块，与红枣一起入砂锅加水炖30分钟，猪蹄熟烂后，除去茜草食用。

此汤可滋阴养血、凉血止血，适合鼻衄、便血等人群食用。

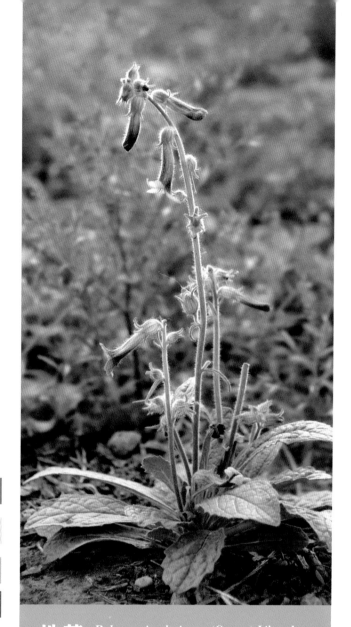

 生地黄（块根）

 寒

味 甘

归 心经 肝经

肾经

功 清热凉血，养阴生津。

主 用于热入营血，温毒发斑，吐血衄血，热病伤阴，舌绛烦渴，津伤便秘，阴虚发热，骨蒸劳热，内热消渴。

地黄 *Rehmannia glutinosa* (Gaetn.) Libosch. ex Fisch. et Mey.
玄参科，别名生地、地髓、苄、芑、牛奶子、婆婆奶、酒壶花、甜酒棵等，多年生草本植物，分布于华北、华中、华东、东北、西北、西南等省区，各地多有栽培。野生于沟边、河畔、荒山坡、山脚、墙边、路旁等处。

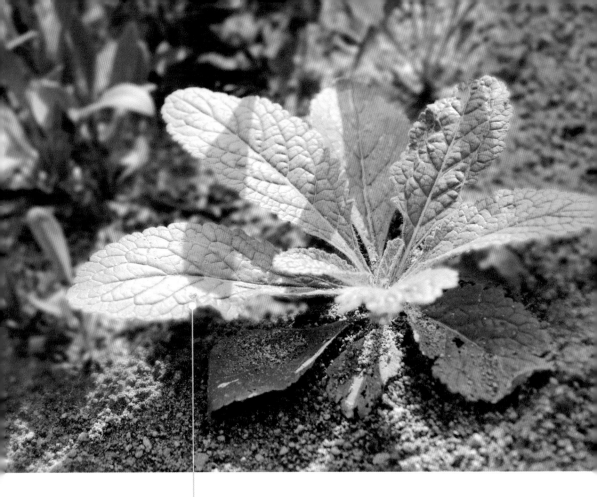

辨别

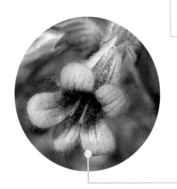

　　高 10~40 厘米，全株密被灰白色多细胞长柔毛和腺毛。根肉质肥厚，鲜时黄色。茎直立，单一或基部分生数枝。叶通常在茎基部集成莲座状，向上缩小成苞片，或逐渐缩小而在茎上互生；叶片卵形至长椭圆形，上面绿色，下面略带紫色或成紫红色，边缘具不规则圆齿或钝锯齿以至牙齿；基部渐狭成柄，叶脉在上面凹陷，下面隆起。

　　花茎直立，花在茎顶部略排列成总状花序，或几乎全部单生叶腋而分散在茎上；花萼钟状，密被多细胞长柔毛和白色长毛；花冠筒状而弯曲，裂片 5，外面暗紫色，内面杂以黄色，有明显紫纹，两面均被多细胞长柔毛。蒴果卵形至长卵形，长 1~1.5 厘米。花期 4~5 月，果期 5~6 月。

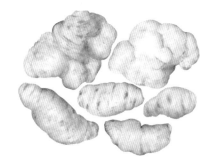

传说

清热凉血鲜地止鼻衄

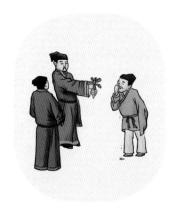

地黄是应用很早的重要药材，又称地髓，以形容它吸收了地气的精髓，在《神农本草经》里被列为上品。使用时又分为鲜地黄、生地黄（焙干）与熟地黄（蒸晒炮制），药性和功效也有较大差别，鲜地黄、生地黄为清热凉血药，熟地黄则为补益药。

鲜地黄也是一味止血良药，宋代方书《信效方》中记载了一个故事：有一次作者在汝州外出验尸，当地保正赵温却没到验尸现场，细问才知赵温正流鼻血不止，于是配药给赵治疗，但血势很猛，外用药粉也被冲出，眼看危及生命了，此时想到地黄的止血功效，立刻派人四处采挖地黄，来不及取汁，就让赵温生吃，又用生地黄渣塞入鼻孔，过了一会儿，血便止住了。

益精填髓熟地延年寿

熟地黄则更为人们所熟悉，大名鼎鼎的六味地黄丸的君药就是熟地黄，其滋阴补肾、益精填髓之能，甚至与长生不老联系在一起。

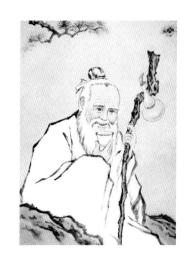

传说孙思邈一百多岁时还到处云游。一天在一个小村见一老人捂着屁股大哭。孙思邈上前询问，老人说："爷爷打我。"孙思邈大吃一惊："你多大年纪了？"老人说："我刚过完365岁生日，贪玩忘了吃熟地茶，所以挨打。"孙思邈好奇："你爷爷在哪里？"老人一指："门口躺在蓑衣上数星星呢。"孙思邈走了过去，见躺在蓑衣上的人比刚才那个老人年轻多了，旁边还坐着一个小姑娘正用蒲扇为他扇蚊子。孙思邈问她这是谁，小姑娘说："这是我玄孙，动不动就打孩子，唉！教育孩子哪有这样的？都是让我那老公公给宠的。"孙思邈更加好奇："你老公公在哪里？"小姑娘说："河边捉鱼去了。"孙思邈问："什么是熟地茶？"小姑娘说："就是熟地黄加米熬的粥，我们春天用来和胃降火，夏天用来降温除烦，秋天用来滋阴去燥，冬天用来补血驱寒。每日上午必须吃一碗，今天淘气的孩子忘了喝，挨一顿揍，应该！"孙思邈感慨万千，就向小姑娘讨了一包熟地，后来就在此基础上研究出了九蒸九晒熟地黄的炮制工艺。

应用

　　地黄阴味厚重，得地之精气，养五脏之阴，凡阴虚血虚肾虚者食地黄颇有益处。鲜地黄苦重于甘，大寒，清热凉血的作用较强，能生津液，滋阴之力稍逊；干生地甘重于苦，养阴的作用较强。故急性热病用鲜地黄，阴虚骨蒸者用干生地。熟地黄甘而不苦，性微温，为滋阴补肾主药，治阴虚发热、阴虚不纳气作喘、痨瘵咳嗽、肾虚不能溢水、小便短少、积成水肿，及各脏腑阴分虚损者。

注意： 脾虚腹泻、胃寒脘痞者慎服。忌与薤白、韭白、萝卜、葱白同食。恶贝母，畏芜荑。忌铜铁器。

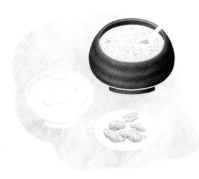

姜汁地黄粥

　　地黄汁 50 毫升（或干地黄 50 克），大米 50 克，生姜 3 片。将鲜地黄洗净切段、榨汁，或将干地黄水煎取汁备用。将大米淘净，与生姜同放锅中，加清水煮粥，待熟时调入地黄汁，再煮一二沸即成，每日 1 剂，连续 3~5 天。此粥可清热养阴、生津止渴，用于口干口渴、手足心热、心烦易怒、大便秘结等。

天冬生地猪肝汤

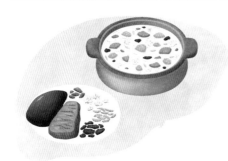

　　生地 20 克，天冬 15 克，鲜菊花 10 朵，陈皮 1/4 个，猪肝、猪瘦肉各 150 克，生姜 3 片。生地、天冬、菊花、陈皮浸泡洗净，陈皮去瓤。猪肝猪瘦肉洗净切薄片，用生抽、生粉、生油各一汤匙及少许胡椒粉拌腌 10 分钟。将生地、天冬、陈皮和生姜放进瓦煲，加水 1250 毫升，武火煮沸后文火煲 30 分钟，入猪肝、瘦肉及菊花滚熟，加食盐和生油调味即成。此汤可养肝疏肝，黑发养颜。

熟地黄芪羊肉汤

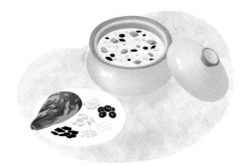

　　羊肉 750 克，熟地、黄芪各 50 克，当归头 20 克，白芍 15 克，生姜 3 片，红枣 5 个。将羊肉洗净切块，用滚水烫过。红枣去核，当归头切片，白芍、熟地、黄芪、生姜均洗净。把全部用料放入锅内，加清水适量，武火煮沸后，改文火煲 3 小时，调味即成。此汤可气血双补、固本养颜，用于气血不足、肾阳亏损者。

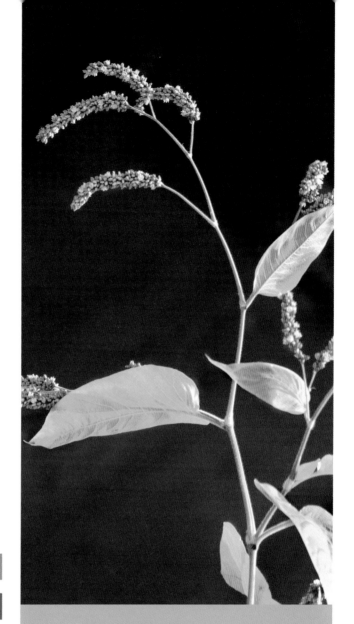

 药 水红花子（果）

 性 微寒

 味 咸

归 肝经 胃经

功 散血消癥，消积止痛，利水消肿。

主 用于癥瘕痞块，瘿瘤，食积不消，胃脘胀痛，水肿腹水。

红蓼 *Polygonum orientale L.*

蓼科，别名荭草、水红花、大红蓼、东方蓼、大毛蓼、天蓼、游龙、茏古、狗尾巴花等，一年生草本植物，除西藏外，分布几遍全国。喜温暖湿润环境及湿润疏松土壤，生于沟边湿地、村边路旁。

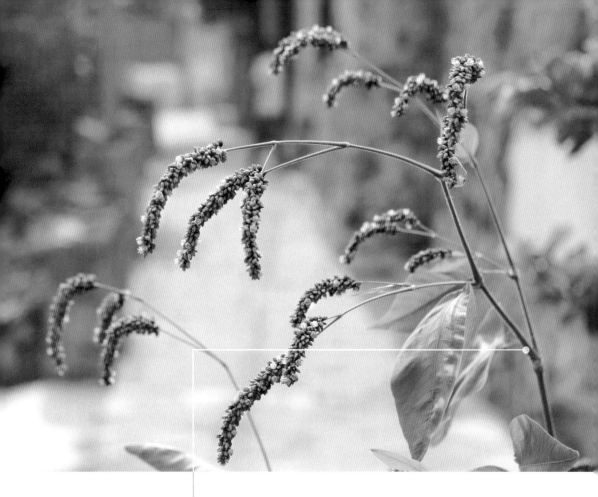

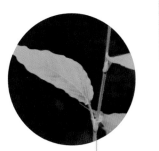

辨别

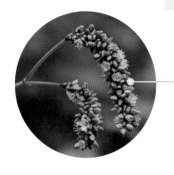

茎直立，粗壮，高 1~2 米，上部多分枝，密被开展的长柔毛。

叶宽卵形、宽椭圆形或卵状披针形，顶端渐尖，基部圆形或近心形，微下延，边缘全缘，密生缘毛；托叶鞘筒状，膜质，被长柔毛，通常沿顶端具草质、绿色的翅。

总状花序呈穗状，顶生或腋生，长 3~7 厘米，花紧密，微下垂，通常数个再组成圆锥状；花被 5 深裂，淡红色或白色；花被片椭圆形；花盘明显。瘦果近圆形，双凹，直径长 3~3.5 毫米，黑褐色，有光泽，包于宿存花被内。花期 6~9 月，果期 8~10 月。

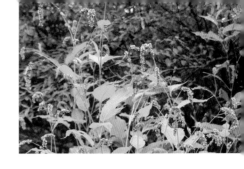

诗画多情励志卧蓼薪

红蓼这个名字总是带着一种古典的文艺范，历代关于红蓼的作品极多，白居易写过"秋波红蓼水，夕照青芜岸"，杜牧咏过"犹念悲秋更分赐，夹溪红蓼映风蒲"，宋徽宗画过《红蓼白鹅图》，徐崇矩画过《红蓼水禽图》，《水浒传》中宋江李逵等最后魂聚蓼儿洼，《红楼梦》里贾宝玉也吟过"蓼花菱叶不胜愁，重露繁霜压纤梗"……美则美矣，诗情画意中却总是伤情愁绪居多，也许是因为红蓼秋天开花，又总是长在渡口见证离别，所以才和孤独寂寞冷分不开的吧。

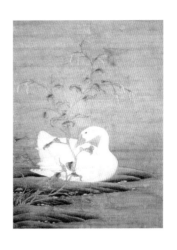

不过更早的时候，红蓼还是有过壮志豪情的故事的。传说春秋时越王勾践被吴王夫差打败后，发奋图强，夜以继日地处理政务，"目卧则攻之以蓼"，困了就拿蓼刺激一下眼睛，因为它气味辛辣，能辣得人流泪，当然也就不困了，所谓卧薪尝胆，薪是指蓼薪而不是柴草，可以说勾践逆袭成功，蓼的功劳不小呢。

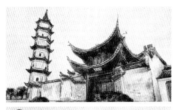

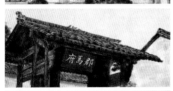

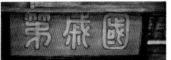

药食皆用治病封郡马

当然红蓼也不只有好看和刺激，也有人栽种它当做蔬菜，清炒、脍羹、做汤都行，做鱼时把红蓼塞进鱼腹还可以去腥提鲜，还有人用它做酒曲酿酒，别有一番风味。

红蓼的药用自然没有落后，也留下许多传奇。传说明万历年间金华府新叶村医生叶遇春擅以红蓼治病，研制成一偏方"玉蓼丸"。当时皇太后患病多年，久治不愈，明神宗朱翊钧贴皇榜招天下名医，叶遇春便揭榜入京为太后诊病，望闻问切之后得出结论，皇太后乃气滞血瘀，痞块积聚，只须服用玉蓼丸，病可除根。皇太后服药数日果然病愈，神宗遂将侄女赐婚其子叶希龙，封为郡马，并传圣旨到新叶，赐匾"郡马府""国戚第"。古宅至今保存完好，《爸爸去哪儿2》还曾到此拍摄，而玉蓼丸的配方却已失传了。

应用

除水红花子可破血消积止痛外，红蓼的花序、茎叶也入药。其花序辛温，可行气活血、消积、止痛，主头痛、心胃气痛、腹中痞积、痢疾、小儿疳积、横痃。其茎叶辛平，有小毒，可祛风除湿、清热解毒、活血、截疟，主风湿痹痛、痢疾、腹泻、吐泻转筋、水肿、脚气、痈疮疔疖、蛇虫咬伤，小儿疳积、疝气、跌打损伤、疟疾。

注意： 血分无瘀滞及脾胃虚寒者忌服。

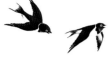

蓼芽春盘

李时珍《本草纲目》载：五辛菜，乃元旦立春，以葱、蒜、韭、蓼、芥等辛嫩之菜，杂和食之，取迎新之义，谓之五辛盘。后在此基础上演变为立春日食春饼和生菜，饼和菜用盘盛，即称为"春盘"或"辛盘"，这一天的活动就称为"咬春"。韩维诗"紫兰红蓼簇春盘"，司马光诗"玉盘翠苣映红蓼"，苏轼词"蓼茸蒿笋试春盘"，陆游诗"蓼芽蔬甲簇青红"，都描绘了红蓼也是春盘中的一员。

摘取新鲜蓼叶嫩芽，入热水锅焯熟，与其他菜一起卷饼食用，取其辛疏通五脏气、发散表汗，可起到一定预防时疫流感的作用，但应注意不宜食用过多。

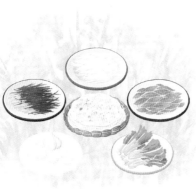

燃蓼驱蚊

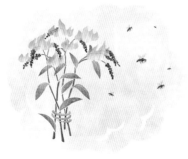

采集新鲜红蓼，在阳光下晒干，扎成束。在上风处点燃，可驱赶蚊蝇，净化空气。但注意不要距人眼睛太近，避免熏得流泪。

蓼叶蒸鱼

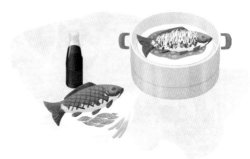

鱼600克，新鲜蓼叶20克，葱2棵，蒸鱼豉油适量。把蓼叶切成细碎末，将葱切段，少许葱白切丝。将鱼去鳞及内脏，洗净，在鱼身两面划数刀，内外抹盐腌10分钟，将葱段、部分蓼叶塞进鱼肚，剩余撒在鱼身上，旺火蒸8分钟。出锅后倒上蒸鱼豉油，撒上葱丝，滚油浇淋即成。

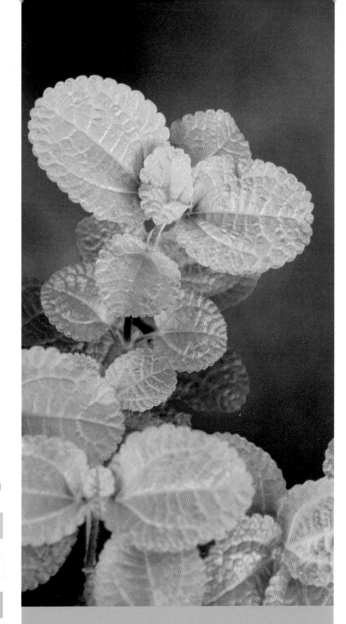

 薄荷（全草或叶）

 凉

 辛

 肺经　肝经

 宣散风热，清利头
目，利咽，透疹，
疏肝解郁。

主 用于风热表证，
头痛目赤，咽喉
肿痛，麻疹不透，
风疹瘙痒，肝郁胁
痛。

薄荷 *Mentha haplocalyx* Briq.
唇形科，别名菝荷、吴菝荷、蕃荷、蘱荷、
见肿消、水益母、升阳菜、仁丹草、南薄荷、
夜息香等，多年生芳香草本植物，全国各地均
有野生和栽培。生于溪沟旁、山野湿地、水旁
潮湿地带。

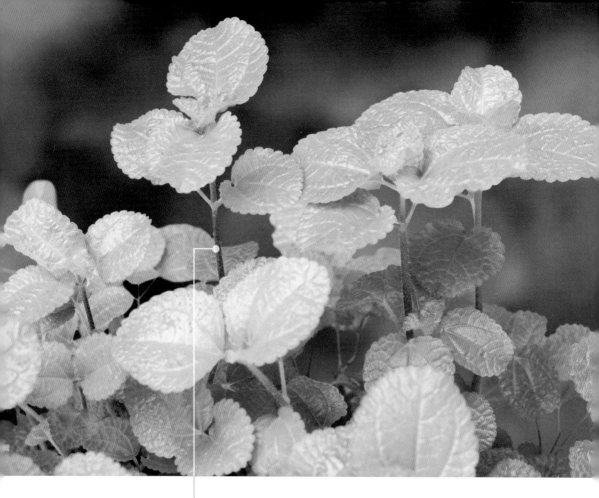

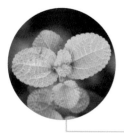

辨别

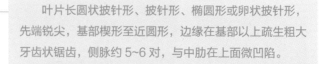

茎直立，高 30~60 厘米，下部数节具纤细的须根及水平匍匐根状茎，锐四稜形，具四槽，多分枝。

叶片长圆状披针形、披针形、椭圆形或卵状披针形，先端锐尖，基部楔形至近圆形，边缘在基部以上疏生粗大牙齿状锯齿，侧脉约 5~6 对，与中肋在上面微凹陷。

轮伞花序腋生，轮廓球形；花冠淡紫，长 4 毫米，冠檐 4 裂，上裂片先端 2 裂，较大，其余 3 裂片近等大，长圆形，先端钝；花盘平顶。小坚果卵珠形，黄褐色，具小腺窝。花期 7~9 月，果期 10~11 月。

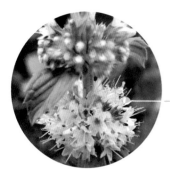

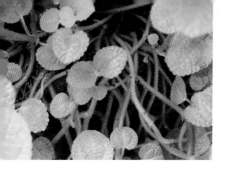

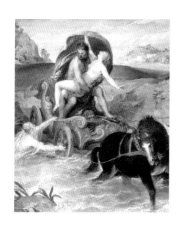

薄荷原产于地中海，是应用历史非常悠久的芳香植物，《圣经》中也提到法利赛人献上薄荷等菜蔬，却不行公义之事，可见薄荷已是欧洲常见的菜品。

薄荷（Mentha）的名字出自希腊神话，水泽仙女曼茜（Menthe）是冥王哈迪斯（Hades）的情人，冥王抢来的妻子珀耳塞福涅（Persephone）知道后，将她变成了路边的小草。曼茜变成小草后，身上却有了一股迷人的清凉芬芳，越被踩踏香气就越浓烈，于是更多的人爱上了她，这种草也就被称作薄荷（Mentha）。

薄荷何时传入中国已不可考，孙思邈称之为蕃荷，《新修本草》始称之为薄荷，据说是从越南传入，为越南语"bacha"的音译。但也有人说中国先秦时已有，即《神农本草经》中所载水苏，"味辛微寒。主下气，辟口臭，去毒，辟恶气"。这和薄荷一致，而今天所说水苏微温治咳嗽和痢疾，可能是传抄造成的误会。

发汗行气水畔辛凉药

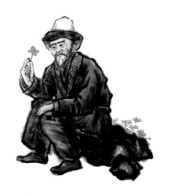

薄荷最早因为独特的芳香而走上了餐桌，药用虽更多用以发汗行气，传说仍不免和吃相关。

新疆的哈萨克族是草原游牧民族，四季转场，生活艰苦，相传曾有一位名医医术高超，受到大家的尊敬和爱戴，一个庸医羡慕嫉妒恨，便要与名医打赌，如果名医的儿子吃下半只山羊羔肉，再喝一大碗山泉水，肯定会病倒，就赌名医能不能把儿子治好。他的儿子不服气，真的饱餐山羊肉后喝了一大碗凉水，果然腹痛难忍，名医慌了，用尽了办法儿子还是一命归西，从此受到人们的质疑。名医在哀痛中解剖了儿子的尸体，发现胃里有个小孩拳头大的硬块，不知为何物，便将其带在腰间，四处打听化解的方法。一次名医外出，在一眼泉水边休息时睡着了，朦胧中闻到一股奇异的味道，觉得十分舒服，醒来发现腰间的硬块竟被融化了，这味道来自一种野草加勒布孜，也就是薄荷，它从此成了一味常用的草药，也成了烹制羊肉时的一种特殊的配料。

应用

《本草求真》：薄荷气味辛凉，功专入肝与肺。故书皆载辛能发散，而于头痛、头风、发热恶寒则宜；辛能通气，而于心腹恶气、痰结则治；凉能清热，而于咽喉、口齿、眼、耳、瘾疹、疮疥、惊热、骨蒸、衄血则妙。是以古方逍遥，用此以为开郁散气之具；小儿惊痫，用此以为宣风向导之能；肠风血痢，用此以为疏气清利之法。然亦不敢多用，所用不过二三分而止，恐其有泄真元耳。

注意： 薄荷多服久服，令人虚冷。阴虚发热，表虚汗多，咳嗽自汗者忌服。

柠檬薄荷茶

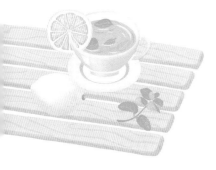

柠檬1只、薄荷叶6片。将薄荷叶洗净后，用1000毫升常温白开水浸泡1小时。将柠檬对切，挤出柠檬汁后，把柠檬切片。将柠檬汁、柠檬片都倒入薄荷水中，再浸泡约30分钟即可，喝时可以调入少许蜂蜜，或者冰镇后服用。

此茶可健脾开胃、润肠通便，适合食欲不振、大便秘结者饮用。

银花薄荷饮

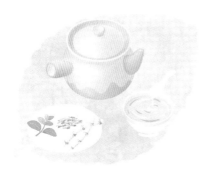

金银花30克，薄荷10克，芦根60克，白糖30克。先将银花、芦根加水500毫升，煮15分钟，后下薄荷煮沸3分钟，滤渣加适量白糖即可。

此饮清热、解毒、凉血，适合各种热病初起者饮用，对发热较重的风热型感冒效果显著。

薄荷炒羊肉

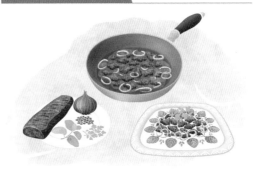

羊脊肉350克，香菜叶30克，薄荷嫩叶30克，洋葱30克，松子少许。将羊脊肉切片后过热水汆10秒钟后取出放凉。香菜叶洗净切段，洋葱切圈。锅烧热后放290毫升色拉油，油温五成热时放入15克薄荷叶，将其炸脆后捞出备用。另起锅加入10毫升色拉油，旺火烧热，加入羊脊肉、洋葱，翻炒后加入香菜、剩余薄荷和盐调味出锅，以炸好的薄荷和松子作为装饰。

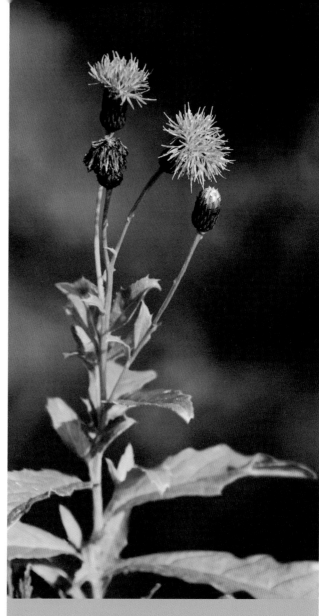

药 小蓟（全草）

性 凉

味 甘　苦

归 心经　肝经

功 凉血止血，散瘀解毒消痈。

主 用于衄血，吐血，尿血，血淋，便血，崩漏，外伤出血，痈肿疮毒。

刺儿菜 *Cirsium setosum* (Willd.) MB.

菊科，别名猫蓟、青刺蓟、千针草、刺角菜、蒌蒌菜、枪刀菜、野红花、小刺盖等，多年生草本植物，除广东、广西、云南、西藏外，分布几遍全国各地。生于河旁、山坡、荒地、田间、路边。

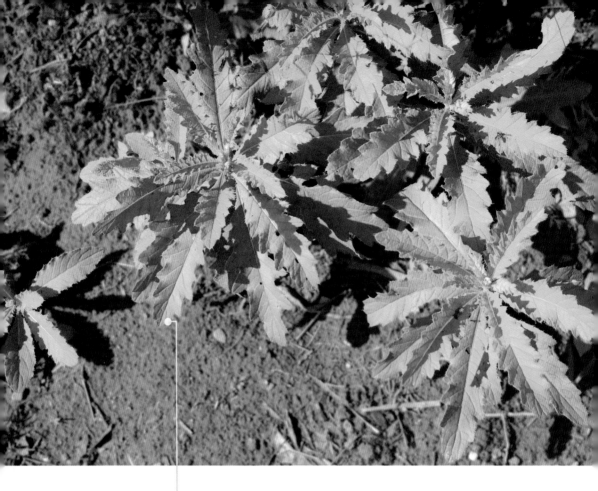

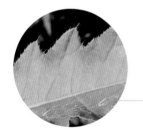

辨别

高 30~80 厘米。根状茎长。茎直立，无毛或被蛛丝状毛。叶互生，基生叶花期枯萎；下部和中部叶椭圆形或椭圆状披针形，先端钝或圆形，基部楔形，通常无叶柄；上部茎叶渐小，叶缘有细密的针刺或刺齿。

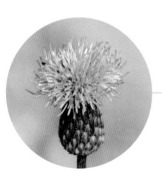

头状花序顶生，雌雄异株；雄花序总苞长 1.8 厘米，雌花序总苞长约 2.5 厘米；总苞片约 6 层，覆瓦状排列，向内层渐长，内层及最内层长椭圆形至线形，中外层苞片顶端有长不足 0.5 毫米的短针刺，内层及最内层渐尖，膜质，具短针刺；花管状，淡紫红色或白色，雄花花冠长 1.7~2厘米，雌花冠长约 2.6 厘米。瘦果椭圆形或长卵形，淡黄色，冠毛羽状。花期 5~6 月，果期 5~7 月。

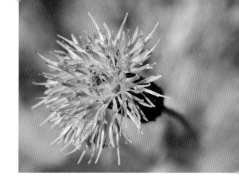

逆境退敌伤人猫虎刺

蓟属植物是长得很有个性的一个属，从叶片到花苞都长满了针刺，陶弘景说大蓟是虎蓟，小蓟是猫蓟，李时珍隔空回了一句，"因其苗状狰狞也"，但他也引用了宋代寇宗奭《本草衍义》里比较有美感的说法：其"花如髻"，"蓟""髻"谐音，所以为名。

不过这种武装到牙齿的样子确实也曾经被当成了武器。传说公元前一世纪罗马帝国入侵苏格兰时，相比之下武器还很原始的苏格兰人节节败退，直退到一片临河的荒草地上，忽然一个士兵尖叫起来，原来被一种长刺的野草刺伤了，指挥官灵机一动，便定计引诱罗马人进入这片草地，当时的士兵多数没有鞋穿，有也是绑带的凉鞋，防不住野草的尖刺，苏格兰人把盔甲绑在脚上，终于在罗马人被刺得乱跳时打败了他们，逼得罗马人最终修起了哈德良长城，这长刺的野草就是蓟草，也有传说蓟草助战的事发生在苏格兰与丹麦的战争中，总之为了记住它的救国功勋，蓟花成了苏格兰的国花，并出现在苏格兰的各种徽章上。

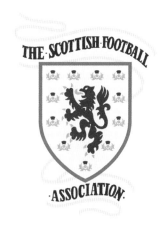

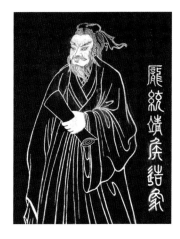

战场救命止血大小蓟

虽然这里要说的是小蓟，却也不能不提大蓟。许多中医古籍都把它们放在一起说，因为它们功效相似，都可凉血止血破血，用来治疗各种出血的症状。

相传古时有将军中箭落马，有士兵见路边就长有小蓟，立刻采来敷在伤口上，救了将军的性命。但也有传说里战场止血的是大蓟，落马的换成了三国的庞统，庞统大概比较倒霉，治好一次最后还是被射死了。不过这说明古时二者都用于止血，区别在于大蓟更擅长散瘀消肿及健养下气，小蓟则功专破血通淋。

关于二者的原植物一直有争议，当然大蓟长得更高大威猛是公认的，现代药典中，小蓟是刺儿菜 *Cirsium setosum*（Willd.）MB.，大蓟是蓟 *Cirsium japonicum* Fisch. ex DC.，但有学者认为一些古籍中记载的大蓟是成熟期的刺儿菜，而小蓟是幼苗，实际上现在有些地方仍然这样用。

应用

《本草拾遗》：破宿血，止新血，暴下血，血痢，金疮出血，呕吐等，绞取汁温服；作煎和糖，合金疮及蜘蛛蛇蝎毒，服之亦佳。

《日华子本草》：根，治热毒风并胸膈烦闷，开胃下食，退热，补虚损。苗，去烦热，生研汁服。

注意： 虚寒出血及脾胃虚寒者忌服。气虚者慎服。忌犯铁器。

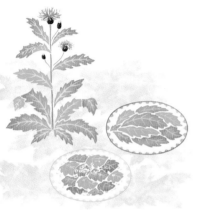

凉拌、清炒刺儿菜

刺儿菜嫩苗是很好的野菜，3~4月可采集嫩苗和根茎。此时叶缘细刺并不刺口，味道微甘，适合食用，入夏叶梗变硬则不能食。

凉拌刺儿菜：适量刺儿菜去杂洗净，放入沸水焯一下，捞出挤干水分。加盐、醋、蒜泥、香油调味即可，也可加入海米和粉皮。

清炒刺儿菜：将刺儿菜焯后切段，炒锅放油烧热，下葱花煸香，下刺儿菜清炒，加精盐入味，加入味精，出锅即成。

此菜可凉血清热解毒，适合于风热炽盛所致病患食用。

刺儿菜粥

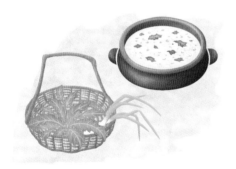

刺儿菜100克，粳米200克，大葱3克。将刺儿菜去杂洗净，入沸水焯过，冷水过凉，捞出细切。葱切末。粳米淘净，冷水浸半小时。取砂锅加入冷水、粳米，大火煮沸改小火煮至粥将成时，加入刺儿菜，待滚，加盐、味精调味，撒上葱末，淋上香油，即可食用。

刺儿菜菜团子

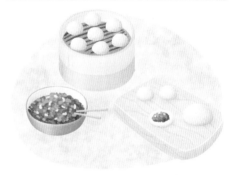

刺儿菜200克，海米50克，细玉米面300克，白面100克，豆面50克，酵母4克，白糖20克。将几种面加酵母和适量温水，和成面团加盖静置发酵，发酵好的面团加适量苏打水揣匀醒10分钟。把刺儿菜洗净，入沸水焯过后切细末，加炒过的海米、花生油、少许精盐、鸡精拌匀成馅。玉米面皮按成皮包馅成菜团子，底部抹油放入蒸锅里大火蒸15分钟即可。

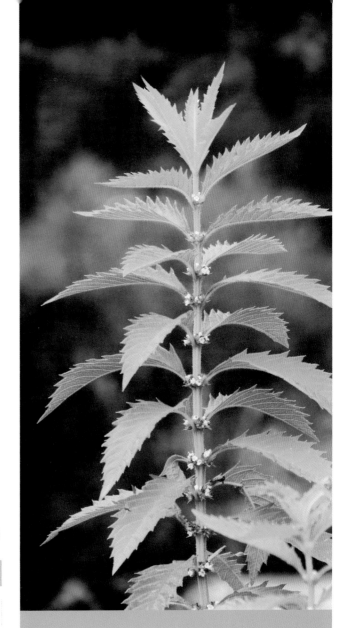

毛叶地瓜儿苗 *Lycopus lucidus Turcz. var. hirtus Regel*

唇形科，又名矮地瓜儿苗、泽兰、小泽兰、地笋、旱藕、甘露秧、虎兰、虎蒲、蛇王草等，多年生草本植物，分布于全国大部分地区，亦见栽培。生于沼泽地、山野低洼地、水边等潮湿处。

 泽兰（地上部分）

 微温

味 | 苦 | 辛

归 | 肝经 | 脾经

功 | 活血调经，祛瘀消痈，利水消肿。

主 | 用于月经不调，经闭，痛经，产后瘀血腹痛，疮痈肿毒，水肿腹水。

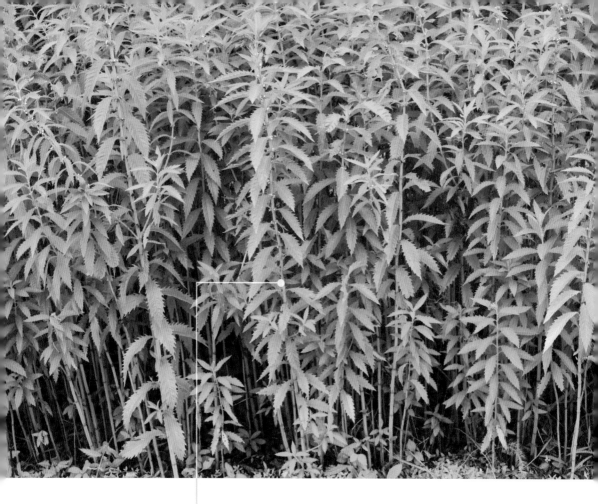

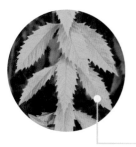

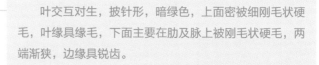

辨别

　　高 40~170 厘米。茎直立，四棱形，具槽，表面绿色、紫红色或紫绿色，茎棱上被向上小硬毛，节上密集硬毛。地下根茎横走，具节，先端肥大呈圆柱形。

　　叶交互对生，披针形，暗绿色，上面密被细刚毛状硬毛，叶缘具缘毛，下面主要在肋及脉上被刚毛状硬毛，两端渐狭，边缘具锐齿。

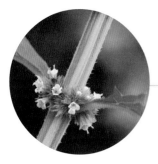

　　轮伞花序腋生，花小，多数。花冠白色，钟形，冠檐不明显二唇形，上唇近圆形，下唇 3 裂，中裂片较大。小坚果扁平，暗褐色。花期 6~9 月，果期 8~11 月。

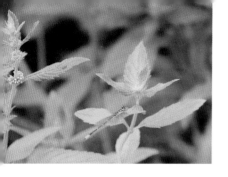

泽兰非兰离骚诗中谜

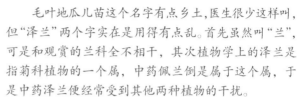

毛叶地瓜儿苗这个名字有点乡土，医生很少这样叫，但"泽兰"两个字实在是用得有点乱。首先虽然叫"兰"，可是和观赏的兰科全不相干，其次植物学上的泽兰是指菊科植物的一个属，中药佩兰倒是属于这个属，于是中药泽兰便经常受到其他两种植物的干扰。

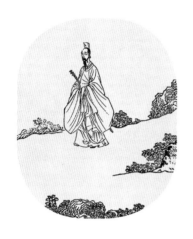

屈原《离骚》中有一句："扈江离与辟芷兮，纫秋兰以为佩"，后人认为江离指川芎，辟芷指白芷，那时都用作香草，而说到秋兰，汉代经学家王逸《楚辞章句》注"兰"为"香草"，而宋代洪兴祖《楚辞补注》引《汉书注》言："兰，即今泽兰也。"三国陆玑说"兰似泽兰，但广而长节"，还有人说屈大夫写的其实就是兰科植物，到了历代医家那里，这些植物都被混在一起说，有说"叶似兰"，有说"叶似菊"，有说"兰草、泽兰，二物同名"，而这里的兰草其实指的是泽兰属的佩兰……诗人一句唯美的形容，留给了文学界、医药界和植物界一个千古谜题。

解郁不郁本草女科药

现在我们已经确定中药泽兰正品就是指毛叶地瓜儿苗，它的根茎脆嫩可口，又叫地笋，药食兼优，相传康熙微服私访时，在农家偶食后大赞，特赐名"地参"。

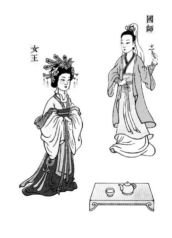

泽兰作为中药以治妇科疾病闻名，传说西域有个女儿国，国中女子常有身体不适，其国师受上天启谕，找到一种草药，用它煎汤泡茶，解决了许多人的痛苦，这草药就是泽兰，后来被称为妇科圣药得到广泛应用。

为什么泽兰特别适合女性呢？清代医学家陈士铎在《本草新编》中解释说，因女子多愁善感，容易情绪忧郁，气郁血滞，则生百病，泽兰活血祛瘀，能通经解郁，自然能够减轻病痛，并不是男性就不能使用。

前面所提到的佩兰有时也用于调经止痛，因此造成混淆，但佩兰归胃经，理气为重，所以才和藿香成了姑嫂；泽兰则入肝脾经，行水活血为优，二者不可混用。

应用

《本草求真》：泽兰，属入脾行水，入肝治血之味，是以九窍能通，关节能利，宿食能破，月经能调。癥瘕能消，水肿能散，产后血淋腰痛能止，吐血、衄血、目痛、风瘫、痈毒、扑损能治。观此，则书所云舒脾和血，不过因其水消血除之意，岂真舒脾和血之味也乎？入补气补血之味同投，则消中有补，不致损真，诚佳品也。

注意： 血虚无瘀者慎服。孕妇禁服。

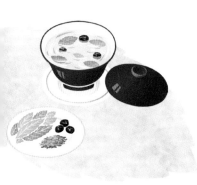

泽兰红枣茶

泽兰叶（干品）10 克，红枣 3 颗，绿茶 1 克。将红枣洗净去核切片，泽兰洗净，与红枣、绿茶一起放入茶杯，用 80℃ 开水冲泡，加盖。5 分钟后可代茶饮用，不拘时服用。

此茶可活血散瘀、通经利尿、行水消肿、健脾舒气，适合月经提前错后、经血时多时少、气滞血阻、小腹胀痛者饮用。

泽兰肉汤

凉拌地笋

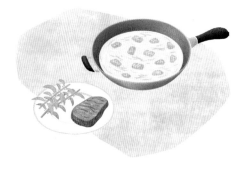

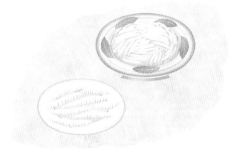

春夏采嫩茎叶 100 克，猪肉 100 克。将泽兰择洗干净，入沸水焯一下，冷水过凉，取出控去水分，切成 1 厘米长的段；猪肉洗净切成薄片。炒锅内放色拉油烧热，入猪肉片煸炒至吐油，加入葱丝和鲜汤烧沸，倒入泽兰再烧沸 5 分钟，用湿淀粉勾芡，淋入米醋和香油，撒入味精出锅即成。

此汤可活血化瘀，补中益气。

地笋 200 克。将地笋刮去表皮洗净，切丝放盆内，加少量盐稍腌制，挤去部分水分放盘内，加盐、味精、酱油、麻油，拌匀即成。

地笋肉质环形，又名地参、虫草参、地藕等，一般在晚秋后采挖，也具有活血、消水、益气的功效。凉拌、炒食、做汤、油炸、做酱菜均可，有"蔬菜珍品"之称。

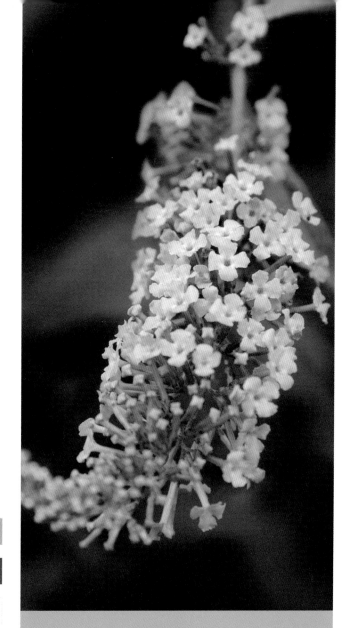

 醉鱼草（全草）

 温

 辛 　苦

 肺经

 祛风除湿，止咳化痰，散瘀，杀虫。

主 用于支气管炎，咳嗽，哮喘，风湿性关节炎，跌打损伤；外用治创伤出血，烧烫伤，并作杀蛆灭子子用。

醉鱼草 *Buddleja lindleyana* Fortune

马钱科，别名闹鱼花、痒见消、鱼尾草、药鱼子、樇木、五霸蔷、铁线尾等，落叶灌木，分布于西南及江苏、安徽、浙江、江西、福建、湖北、湖南、广东、广西等地。生于河边土坎、山坡、林缘。

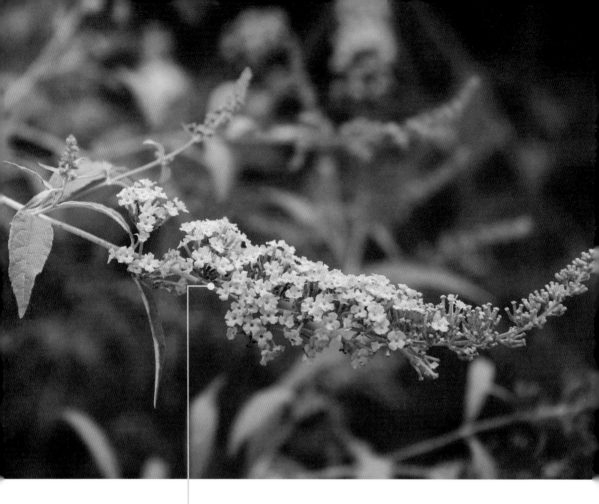

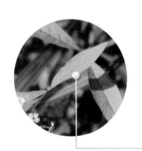

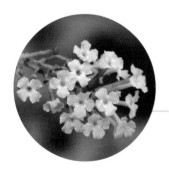

辨别

高1~3米。茎皮褐色。小枝具四棱，棱上略有窄翅；幼枝、叶片下面、叶柄、花序、苞片及小苞片均被星状绒毛和腺毛。

叶对生，萌芽枝条上的叶为互生或近轮生，叶片膜质，卵形、椭圆形至长圆状披针形，顶端渐尖，基部宽楔形至圆形，边缘全缘或具有波状齿，侧脉每边6~8条。

穗状聚伞花序顶生；花紫色，芳香；花萼钟状；花冠长13~20毫米，内面被柔毛，管状，先端4裂，裂片卵圆形。果序穗状；蒴果长圆状或椭圆状，有鳞片，基部有宿萼。种子淡褐色，小，无翅。花期4~10月，果期8月至翌年4月。

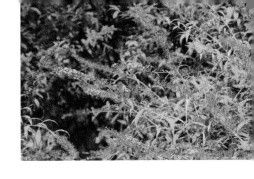

临水野花醉鱼助渔民

"醉鱼草"这个名字是可以望文生义的，它确实能让鱼吃了如同喝醉一样，由此也演绎出许多故事。

传说古时在澜沧江边住着个傣族小伙子名叫岩温沙，以打鱼为生。有一天他早早来到江里撒网，可辛辛苦苦忙到日落，却一条鱼都没捉到。他又累又饿，不禁沮丧，忽然看到一群小鱼冒出水面嬉戏，不由心头火起，顺手揪下身边一丛开着狗尾巴状小花的灌木，气冲冲地向那些鱼扔过去。过了一会儿，那些小鱼竟然像喝多了傣家的糯米酒一样，翻着肚皮漂浮到水面上，岩温沙见了大喜，很快就逮到了许多鱼。从此人们就把这种草叫做醉鱼草，傣家人到今天还有用它捣碎捕鱼的，并把这种捕鱼方法称为"野草闹鱼"。

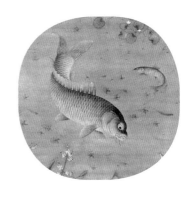

许多医书都提及，不要把醉鱼草种在自家鱼塘边，免得鱼儿误食。好在吃了醉鱼草的鱼，清除内脏洗净再经高温做熟之后，对人并无影响，可以放心食用。

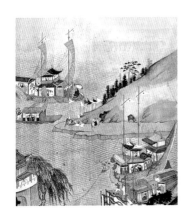

防风甘草解毒救县令

只是醉鱼草有时并不是种的，而是自行传播生长的，如果鱼已经吃了怎么办？另一个传说给出了答案。

相传隋炀帝开凿运河巡游江南，沿途赏鱼时却遭遇数次鱼群翻白肚皮的囧事。皇帝恼怒，当地官员都战战兢兢。龙舟将至余杭，县令张士衡收到一封信，信中称如想赏鱼顺利，便要拿出黄金五百两，而张士衡不贪不腐，两袖清风，无钱可拿。两天后龙舟抵达，数千金鲤绕船抢食，皇帝十分高兴，但不久后，外围的金鲤果然开始翻白，县令正着急，上游出现一排渔船，渔民们正往河里撒着什么，那些翻白的鱼竟很快都恢复了正常。原来张士衡为官清正，深受爱戴，渔民们听说了这件事，怀疑有人用醉鱼草使坏，而防风和甘草正是其克星，于是大家准备好这两味药，一起出动，为好县令解决了难题。

醉鱼草花可单独入药，可祛痰截虐，治痰饮喘促、疟疾、疳积、烫伤。醉鱼草根也称为七里香，可活血化瘀消积，治经闭、癥瘕、血崩、小儿疳积、痄腮、哮喘、肺脓疡。

醉鱼草可祛风行气，民间应用很多，但因有一定毒性，人误食过量可致头晕、胸闷、四肢麻木等症状，内服应在医生指导下进行，注意对证和用量。

注意： 孕妇忌服。

醉鱼草治烫伤

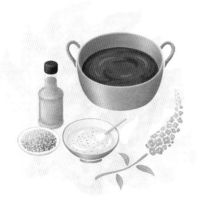

醉鱼草花油：醉鱼草花 100 克。将醉鱼草花晒干研末，用时以麻油调匀，涂抹伤处，每日两次。

醉鱼草膏：醉鱼草茎 500 克。加 10 倍左右清水煎煮 40 分钟，冷却后过滤取汁。滤渣再加入适量清水煎煮 3 次，过滤，去渣，合并所得滤液，小火浓缩，可制得浸膏约 50 克。用时将浸膏均匀涂在伤处，每天两次。

醉鱼草对正常皮肤无刺激性，有助于烫伤迅速形成药痂，使水肿消退，促进创面愈合。

醉鱼草治外伤出血

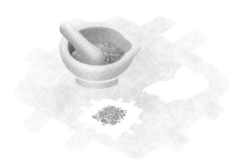

醉鱼草叶 30 克，晒干研末。外伤出血时将药末撒在伤口上，敷上纱布，并轻轻按压一下，有助于止血及促进伤口愈合。

醉鱼草灭蚊虫

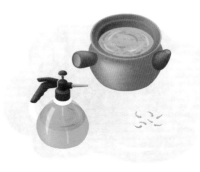

鲜醉鱼草连花 300 克，略捣，放入锅中加适量清水，大火煮沸后改小火煮 30 分钟，晾凉。将药液喷洒或泼在易于生蚊虫的浅水或角落潮湿处，可杀死蚊虫幼虫。

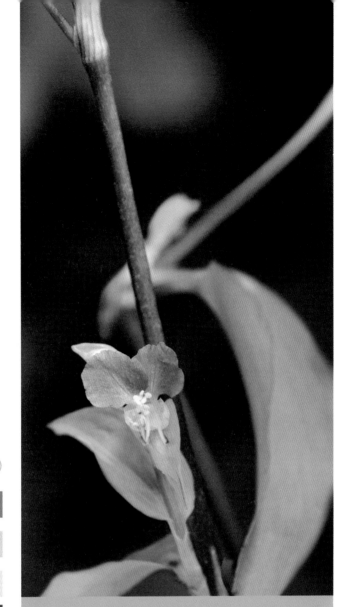

 鸭跖草 (地上部分)

 寒

 甘　淡

归 肺经　胃经

小肠经

 清热泻火，解毒，利水消肿。

 用于感冒发热，热病烦渴，咽喉肿痛，水肿尿少，热淋涩痛，痈肿疔毒。

鸭跖草　*Commelina communis* L.

鸭跖草科，又名鸭脚草、鸡舌草、淡竹叶、竹叶菜、碧蝉花、蓝姑草、碧竹子、翠蝴蝶、兰花草、野靛青等，一年生披散草本植物，分布于全国大部分地区。生于湿润阴处，沟边、田埂、林缘、宅旁均常见。

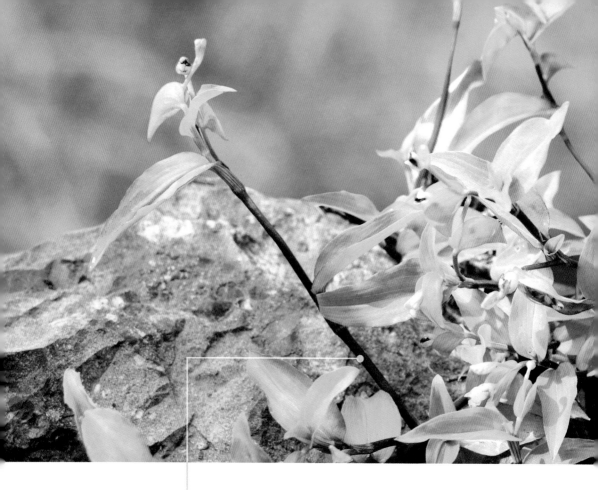

辨别

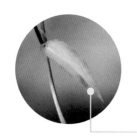

高 15~60 厘米。多有须根。茎多分枝，基部匍匐，上部直立，下部无毛，上部被短毛。

单叶互生，无柄或近无柄；叶披针形至卵状披针形，长 3~10 厘米，宽 1~3 厘米，先端渐尖，基部下延成膜质鞘，抱茎，有白色缘毛，全缘。

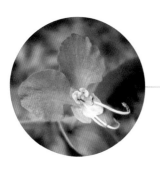

总苞片佛焰苞状，有柄与叶对生，折叠状，心形，顶端短急尖；聚伞花序，最下部枝仅有花 1 朵，具梗，不孕；上部枝具花 3~4 朵，具短梗，几乎不伸出佛焰苞。花瓣 3，深蓝色；内面 2 枚具爪。蒴果椭圆形，2 室，2 爿裂，有种子 4 颗。种子长 2~3 毫米，棕黄色，一端平截、腹面平，有不规则窝孔。花期 7~9 月，果期 9~10 月。

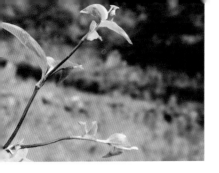

形如鸭掌无关山大王

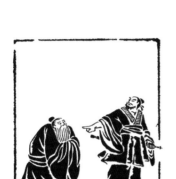

鸭跖草的名字显然来自于形象，它的花瓣和花蕊呈三角形，很像鸭子的脚掌，所谓"跖(zhí)"，也可以写作"蹠"，是脚掌的意思。许多人第一次读到这个有点文绉绉的字，是在另一个词里，"盗跖"，就是那位坐怀不乱的柳下惠老师的弟弟，"跖"是他的名字，"盗"是官方对他的评价，因为他拉队伍做了土匪山大王，后来孔丘老先生跑去劝他，被他痛骂"诈巧虚伪"，死要面子不要命，孔夫子"色若死灰"，"不能出气"。这位盗爷最后得尽天年，寿终正寝，而孔门七十二贤之首的颜渊年纪轻轻就死了，"盗跖颜渊"就成了对比鲜明的人生案例而被熟知。

当然鸭跖草和山大王没什么关系，它还有许多别的名字，兰花草、淡竹叶、竹叶菜等等，英文名叫dayflowers，在日本被称为露草，因其花随露珠晨开午谢，诗人和画家也常常借它来比喻那些短暂的美好。

功在利尿有别淡竹叶

鸭跖草常见且用途广泛，嫩茎叶是很好的野菜，花又可作为天然染料，当然更重要的功能是入药。

最早入药时鸭跖草也被称为淡竹叶，而被称为淡竹叶的药物还有两种，都能清胃热、利小便，但不完全一样。一种是禾本科刚竹属淡竹的叶子，也就是"松竹梅兰"之竹的一种，可清心肺热及消痰；另一种是禾本科淡竹叶属的草本植物淡竹叶，可清心与小肠之火兼治口疮牙痛；而鸭跖草则清肺行水、解毒消肿的功效更强。后来三者被区分为竹叶、淡竹叶和鸭跖草，只是到今天仍有些药铺将它们混用，用时需要注意。

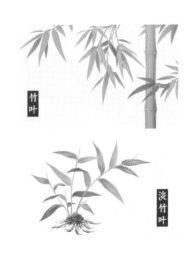

竹叶

淡竹叶

有个传说也描述了鸭跖草的功效：一个游医行医至一村庄，一户人家热情款待，席间见两个小孩坐在被太阳晒得很热的石凳上玩，便叫他们起来。夜里主人说俩孩子肚子胀，想小便却解不出，游医想起石凳的事，估计是热毒阻滞膀胱窍道，就在门前池塘边采了一把鸭跖草煮水给小孩喝，两人喝后片刻便解出了小便，从此鸭跖草能治尿闭的事便传开了。

应用

《本草纲目》：（一）小便不通，用鸭跖草一两、车前草一两，共捣出汁，加蜜少许，空心服。（二）赤白痢，用鸭跖草煎汤每日服。（三）喉痹，用鸭跖草捣汁点喉。（四）痔疮肿痛，用鸭跖草搓软敷贴患处。

鸭跖草也用于外感发热，或热性病发热不退，可单味应用，也可配合解表药或清热药同用。

注意： 脾胃虚寒者慎用。

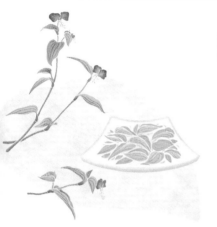

凉拌鸭跖草

鸭跖草食用部位为嫩苗或茎尖，可开水焯后炒菜或做汤，也可晾干制成干菜，需要食用时再用温水泡开。

鸭跖草400克。将鸭跖草去杂洗净，入沸水焯一下，捞出洗净，挤干水切段装盘，加入精盐、味精、蒜泥、麻油，食时拌匀。

适合水肿、脚气、小便不利、丹毒、黄疸型肝炎、热痢、鼻衄、尿血、咽喉肿痛等患者食用。健康人食用能增强抗病防病能力，润泽皮肤。

鸭跖草炒肉丝

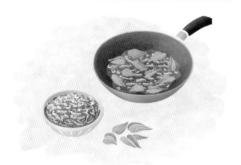

鸭跖草400克，猪肉150克。将鸭跖草去杂洗净，入沸水焯一下捞出切段。猪肉洗净切丝，放碗内加料酒、精盐、味精、酱油、葱白、姜末拌匀稍腌。锅烧热，倒入猪肉煸炒至熟，加鸭跖草炒至入味即成。

此菜适合阴虚咳嗽、烦热、水肿、脚气、痈肿、咽喉肿痛、热痢、鼻衄等患者食用。

鸭跖草三鲜汤

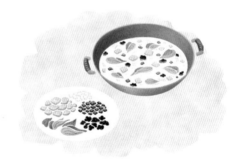

鸭跖草150克，鲜虾仁、熟鸡脯肉丁、熟火腿肉丁各25克，水发黑木耳、鲜汤、料酒适量。将鸭跖草去杂洗净，入沸水焯后，捞出切段。黑木耳择洗净切小块。炒锅置旺火上，加鲜汤、料酒、精盐、味精，烧沸后加入虾仁、鸡脯肉丁、火腿肉丁、鸭跖草、黑木耳稍煮，淋少许麻油出锅即成。

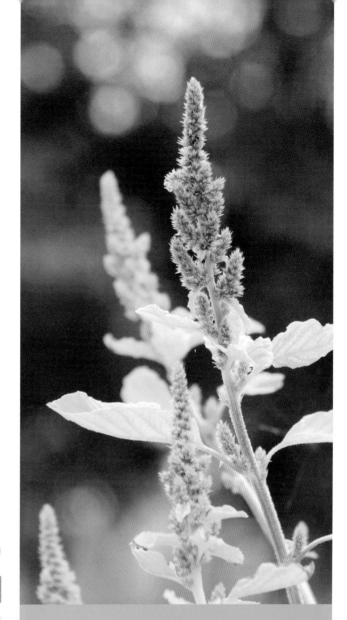

 野苋菜（全草或根）

性 微寒

味 甘

归 大肠经　小肠经

功 清热解毒，利尿。

主 用于痢疾，腹泻，疗疮肿毒，毒蛇咬伤，蜂螫伤，小便不利，水肿。

野苋菜

苋科苋属野生种类的统称，包括凹头苋、反枝苋等，别名野苋、光苋菜、猪苋、细苋、绿苋等，一年生草本植物，分布于全国大部分地区。生于河堤、沟岸、路边、田间、村舍附近草地、庭园等处。

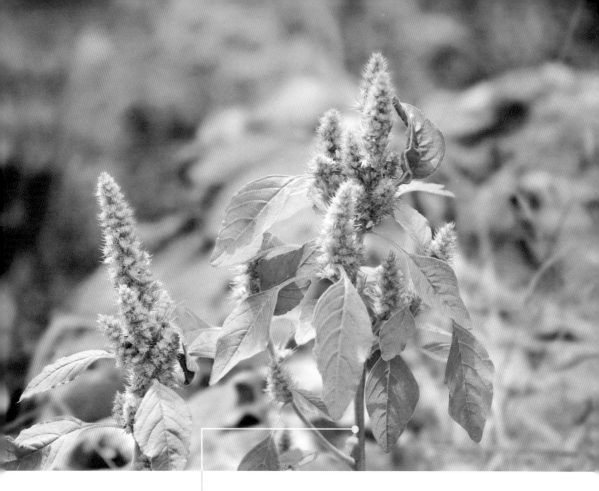

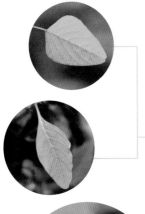

辨别

高 10~80 厘米。茎斜上或直立，圆柱形或钝棱形，单一或分枝，无毛或稍有柔毛。

单叶互生，叶片卵形或菱状卵形，先端凹缺或钝，或微凸具芒尖，基部楔形，全缘或微波状。

花单性或杂性，集成顶生及腋生穗状花序或圆锥花序，侧生花穗较顶生短。花被 3~5 片，矩圆形或披针形，有 1 隆起中脉。胞果扁卵形。种子环形或近球形，黑色或黑褐色。花期 7~8 月，果期 8~9 月。

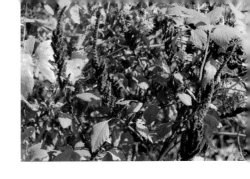

斑斓多彩血染野苋菜

有西方植物学家说苋菜最早在美洲发现，后来才传到亚洲，无法考证这个最早究竟有多早，不过从汉字甲骨文时代已经有"苋"这个字来看，中国人发现和食用苋菜的历史显然很长了，只是种植并不很多。

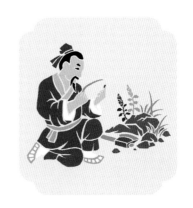

"野苋菜"这个词其实不是专指一个种的植物，而是苋科苋属植物中所有非人工种植又可以食用的品种的泛称。实际上即使是菜市场上出售的栽培品种，也有很多野生的，在野外见到，多也称之为野苋菜。

苋菜的一大特点就是色彩丰富，由绿到红再到紫，斑斓得好像颜料罐，不过古人似乎不觉得它有文艺气质，于是几乎所有的传说都说它的红色是由鲜血染成，把各种血泪故事都安在它身上，唯一一个不那么惨痛的故事是说鲁班干活的时候被带齿的茅草伤了手，于是发明了锯子，他一甩手上的血，就染红了苋菜。

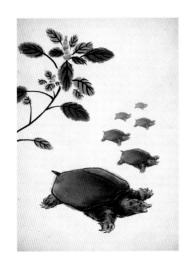

营养延年奇葩霉臭梗

苋菜作为菜肴烹调方法极多，深受人们喜爱，现代研究也认为它营养丰富，能提高人体免疫力，因此称其为"长寿菜"。

古人的描述则更有趣，《本草纲目》引唐代《食疗本草》中张鼎言："不可与鳖同食，生鳖瘕。又取鳖肉如豆大，以苋菜封裹置土坑内，以土盖之，一宿尽变成小鳖也。"这意思是说苋菜不光能保长寿，还能玩克隆，明代汪机幽幽地回了一句："此说屡试不验。"看来他真去试了，还试了不止一次，哈哈。

苋菜还有一种特殊的吃法，鲁迅、周作人、汪曾祺三位大文豪都曾在文章里提及，就是把苋菜梗发酵生霉，直到外硬内软，隔水一蒸，硬皮里面的芯呈果冻状，用牙一挤吸出来，顶风臭三里却又有股奇异的鲜味，喜欢的人食欲大开，不喜欢的人狂奔相避，这也算是中国饮食文化中的一朵奇葩了。

应用

野苋菜入方剂很少，多是单味药应用，或以食疗方式服用，清利湿热、清肝解毒，对治疗肠炎痢疾以及大便干结、小便赤涩等有显著作用。也可煎汤或捣汁外用治疗蜈蚣蜂蜇螫伤、蛇咬伤及漆疮瘙痒。

野苋菜的种子称为野苋子，味甘性凉，入肝经、膀胱经，可清肝明目、利尿。

注意： 脾胃虚寒、大便溏稀者忌食。

凉拌野苋菜

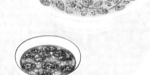

野苋菜 400 克。将野苋菜去杂洗净，入沸水锅里焯一下，捞出过凉，沥干水分装盘。在小碗里放入蒜泥，加两匙凉白开调开再放入适量的盐、一匙生抽、一匙辣椒酱、少许的味精、香油搅匀调成味汁。将味汁浇入野苋菜，拌匀即可食用。

此菜具有清热解毒、渗湿利水的功效，食之可增强抗病、防病能力，适合痢疾、水肿、小便不利、乳痈、痔疮等患者食用。

炒野苋菜

苋菜猪肉包子

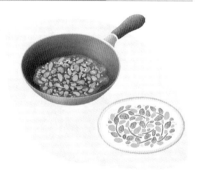

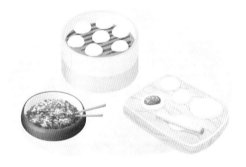

野苋菜 300 克。将野苋菜去杂洗净切段。锅烧热加入油，油热下葱花煸香，放入苋菜煸炒，加入精盐，炒至入味，点入味精，搅匀出锅即成。

野苋菜 1000 克，猪前膀肉馅 850 克，小麦面粉 2000 克。将野苋菜去杂洗净剁碎，加入适量盐和花椒油调匀。肉馅加入蒸鱼豉油 30 毫升、老抽 20 毫升、胡椒粉 15 克、葱末 120 克、姜末 15 克搅拌调匀。将野苋菜和肉馅合在一起搅拌，加适量香油提香。用和好发酵过的面擀皮包成包子。二次饧发 30 分钟，凉水入蒸锅，锅上汽蒸 11 分钟关火，闷 3 分钟即可出锅。

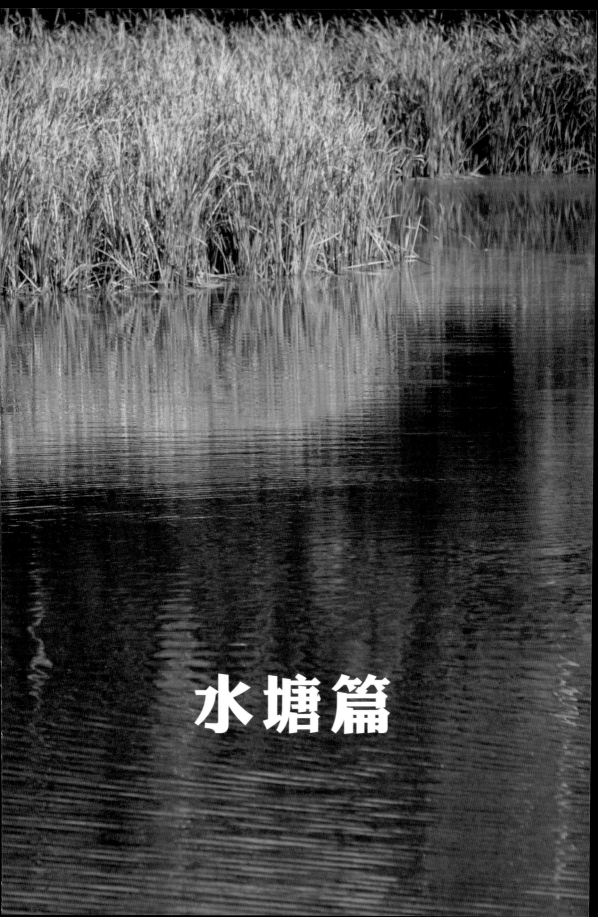

水塘篇

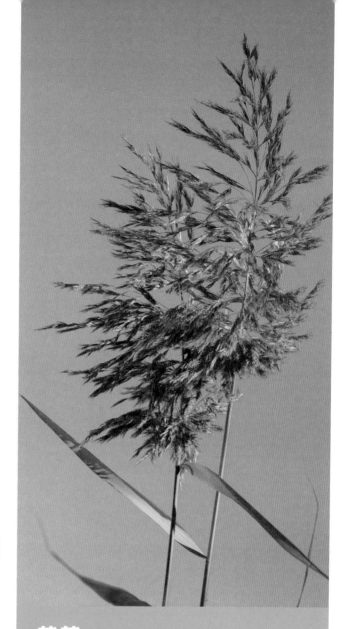

芦苇 *Phragmites australis* (Cav.) Trin.ex Steud.
禾本科，别名苇、芦、蒹葭、苇子草等，多
年水生或湿生高大禾草，为全球广泛分布的
多型种。多生长于池沼、湖泽、河岸、渠沿、
溪边等浅水或低湿地中，常形成连片的芦苇
群落。

药 芦根（根茎）

性 寒

味 甘

归 肺经　胃经

功 清热泻火，生津止渴，除烦，止呕，利尿。

主 用于热病烦渴，肺热咳嗽，肺痈吐脓，胃热呕哕，热淋涩痛。

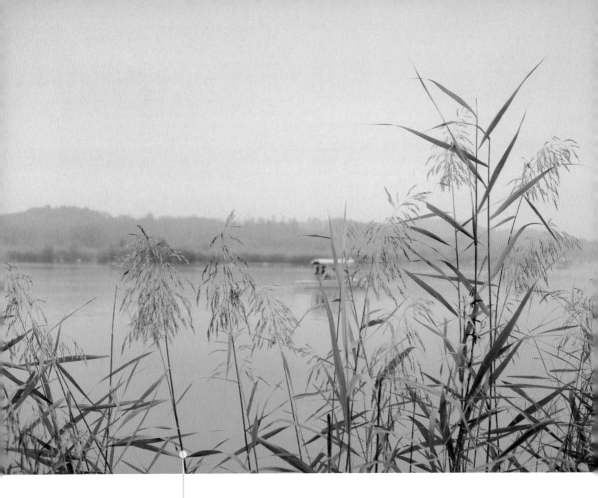

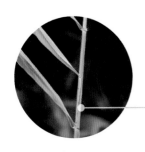

辨别

高 1~3 米。匍匐根状茎粗壮，节间中空，节上有芽，以根茎繁殖为主。茎直立，中空，具 20 多节，节下常被白粉。

叶鞘下部者短于上部者，长于其节间，圆筒形。叶片长线形或长披针形，排列成两行，顶端长渐尖成丝型。

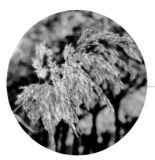

穗状花序排列成大型圆锥花序，顶生，微下垂；小穗有小花 4~7 朵，雌雄同株，第一小花多为雄性；颖有 3 脉，一颖短小，二颖略长；外稃长于内稃，光滑开展。颖果椭圆形至长圆形。花果期 7~11 月。

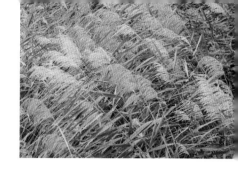

蒹葭苍茫渡江凭一苇

芦苇古称"蒹葭（jiān jiā）"，《诗经·秦风·蒹葭》中有这样的句子：

蒹葭苍苍，白露为霜。所谓伊人，在水一方。

溯洄从之，道阻且长。溯游从之，宛在水中央。

虽然这首诗的主题历代颇有争议，但苍茫苇花衬美女的画面还是被人们记住了，芦苇也成了中国文化中的一个独特的符号，与之相关的文化名人比比皆是。

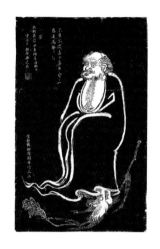

比如春秋时的闵子骞，幼时丧母，父亲续弦，后母刻薄，给他穿的棉衣里装的是芦花，父亲发现后要休妻，小闵劝住了父亲，从此一家人相亲相爱的生活在一起，孔子听说后收他做了学生，这个故事也成了著名的二十四孝之一。也有更为霸气的故事，说禅宗达摩祖师与梁武帝对谈，话不投机，便离开江南，到长江边时折了一根芦苇抛入水中，举足踏在苇上飘然而去，"一苇渡江"就此成为后人无尽神往的经典镜头。

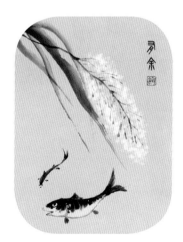

荻笋甘肥食药胜千金

西汉毛苌注释《诗经》时说："苇之初生曰葭；未秀曰芦；长成曰苇。苇者，伟大也。芦者，色卢黑也。葭者，嘉美也。"而"蒹"是没有长穗的芦苇，这么说来秋天凝霜的时候叫"蒹葭"已经不太准确了，不过说"芦苇苍苍"意境就差了许多，文学毕竟不是医学。

从医学角度看，芦苇的叶、茎、花、根等皆可入药，都是甘寒清热的良药，孙思邈所创千金苇茎汤更是治疗各种肺病的重要方剂。

不过芦苇更多的时候是在厨房和餐桌上出现，芦苇笋是风味独特的美食，宋代王安石曾写诗赞道："鲥鱼出网蔽洲渚，荻笋肥甘胜牛乳。"他的老靠们儿欧阳修也感慨："荻笋鲥鱼方有味，恨无佳客共杯盘。"可惜现在鲥鱼几近灭绝，荻笋鲥鱼这道菜是不易吃到了。而芦苇叶作为包粽子的重要材料人们就更熟悉了，还有传说讲屈原死前咬了一口芦苇叶，在上面留下了齿印，所以才用它包粽子，只是这说法有点靠不住，因为明代以后才开始用芦苇叶包粽子，那之前都是用菰（茭笋）叶或箬竹叶包的。

芦花又名蓬蕽，味甘性寒，可止泻、止血、解毒，用于吐泻、衄血、血崩、外伤出血、鱼蟹中毒等。芦叶味甘性寒，可清热、止血、解毒，用于霍乱吐泻、吐血、衄血、肺痈等。

千金苇茎汤方：苇茎60克，瓜瓣（冬瓜子）60克，薏苡仁30克，桃仁24克。张锡纯《医学衷中参西录》言，芦苇茎宜以芦根代替，清肺滋阴效果更胜。

注意： 脾胃虚寒者忌服。忌与巴豆同服。

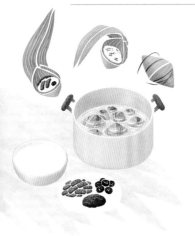

粽子的包法

将粽叶叶柄剪掉，清水泡一夜（新鲜粽叶可不泡）。次日清水洗净，入沸水锅煮烫10分钟，期间适当翻动，捞出再用清水冲洗一遍，沥干水分备用。糯米淘洗净，按各自口味准备红枣、豆沙、肉等配料。将两张粽叶重叠，折成漏斗形，先放入少量糯米。再放入辅料，再加盖一层糯米，然后将粽叶上半部分捏合折下，裹紧，用草绳或棉线将折叶处绕紧扎好，再绕扎整个粽身。把包好的粽子放进锅中，加清水没过，大火煮沸后改小火煮2小时即可。

芦苇笋鸡煲

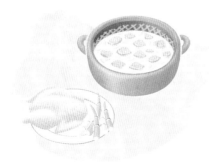

土鸡1只，芦苇笋300克。将鸡宰杀洗净切块，入沸水汆过，芦笋切条。在砂锅内垫上竹笆，放入鸡块、芦苇笋条、姜片和葱段，然后加适量沸水，小火煲1小时。待鸡肉熟软，沥出汤汁，把鸡肉和芦苇笋拣入煲仔内。原汤舀入炒锅里，烧开后加盐、豉油和胡椒粉调味，勾薄芡后再淋化鸡油和香油搅匀，最后浇在煲内的鸡肉上即成。

芦苇笋炖江团

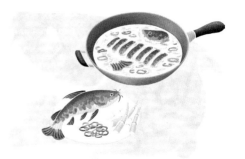

江团（鮰鱼）1条，芦苇笋200克，青红椒圈适量。将江团杀好洗净，切成2厘米厚的段，芦苇笋切段（包装的需泡水，去掉部分盐分）。锅下菜籽油烧热，下鱼段稍煎，加高汤（没有高汤加水需加几片肉），下芦苇笋，调盐，大火烧开后改小火炖5分钟，再下青红椒圈、鸡精、味精及胡椒粉调味出锅即可。

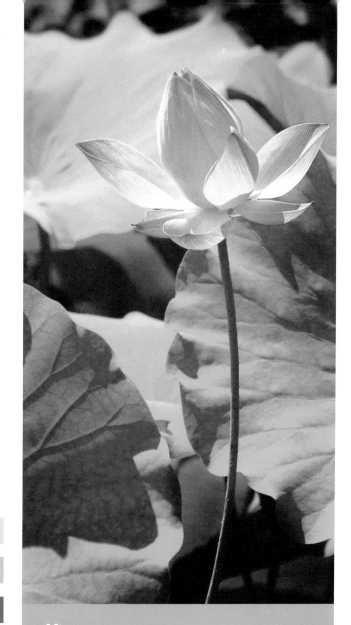

 莲子（种子）

性 平

味 甘 涩

归 脾经 肾经

心经

功 补脾止泻，止带，益肾涩精，养心安神。

主 用于脾虚泄泻，带下，遗精，心悸失眠。

莲 *Nelumbo nucifera* **Gaertn.**
睡莲科，别名荷花、芙蓉、藕花、菡萏、芙蕖、红蕖、水芸、水芝、水华、泽芝、蕖仙、中国莲等，多年生水生草本植物，全国大部分地区都有分布。多生于湖沼、水泽、池塘、水田等平静浅水中。

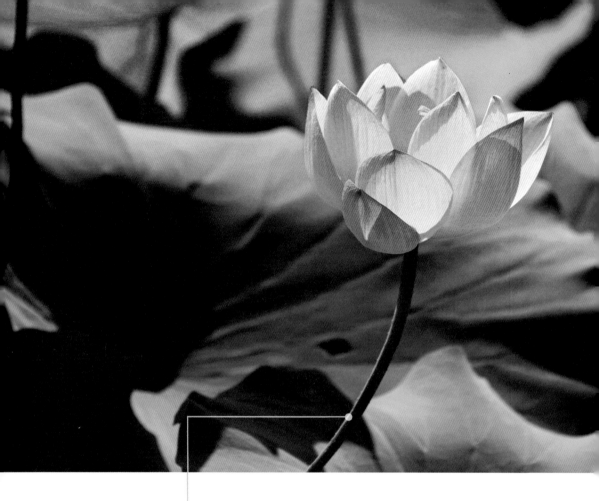

辨别

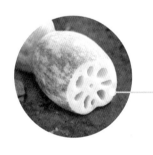

花梗和叶柄等长或稍长；花单生于花梗顶端，直径10~20厘米，芳香；花瓣有红、粉红、白等颜色。花托表面具多数散生蜂窝状孔洞，受精后逐渐膨大称为莲蓬，每一孔洞内生一小坚果。坚果椭圆形或卵形，果皮革质，熟时黑褐色。种子卵形或椭圆形。花期6~8月，果期8~10月。

根状茎横生，肥厚，节间膨大，内有多数纵行通气孔道，节部缢缩，上生黑色鳞叶，下生须状不定根。

叶圆形，盾状，直径25~90厘米，全缘稍呈波状，被蜡质白粉，叶脉从中央射出，有1~2次叉状分枝；叶柄粗壮，圆柱形，长1~2米，中空，外面散生小刺。

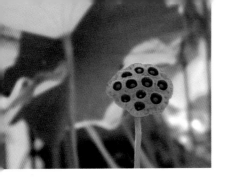

百花难及芙蓉名号多

　　莲花是中国人最为熟悉喜爱的花卉之一，寄托着无数美好祝愿和想象，以它为题的作品数不胜数，而它的别称雅号竟有近百种之多，鲜有植物可与之相比。

　　中国第一部词典《尔雅》中这样解释："荷，芙蕖。其茎茄，其叶蕸，其本蔤，其华菡萏，其实莲，其根藕，其中菂，菂中薏。"陆机《诗疏》中说："其茎为荷。其花未发为菡萏，已发为芙蕖。其实莲，莲之皮青里白。"古时"茄"常与"荷"相通，李时珍说"茄音加，加于蔤上也"，也就是说称"荷"的原因在于其细茎立在藕上顶着圆叶的负重形象（虽然那不是茎而是叶柄），而"莲"是指果实，即莲篷这部分，李时珍解释为"莲者连也，花实相连而出也"。

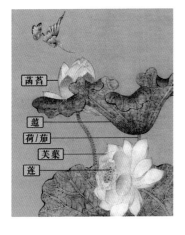

　　而"芙蓉"的名字始见于屈原《离骚》："制芰荷以为衣兮，集芙蓉以为裳"，飘飘欲仙的形象呼之欲出，李时珍又解释"芙蓉，敷布容艳之意"，而未开花时的"菡萏"，则是"函合未发之意"。

三教调和莲花意象深

　　莲花的仙气不仅使它被称为"凌波仙子""水宫仙子"，还被喻为水中灵芝，称为"水芝""泽芝"。晋代葛洪《尔雅图赞·芙蓉》中说："伯阳是食，飧比灵期"，"伯阳"是指老子，葛洪认为老子享高寿的原因就是常食莲藕。南北朝时随着道教成熟，莲花已是"道瑞"，成为道教的象征之一。而另一方面，在佛教发展的进程中，莲花也具有特殊的意义，传说佛祖出世时便站在莲花上，觉悟成道后观树经行，

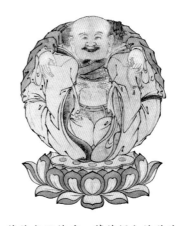

一步一莲花，一步一轮回。后来所有佛像都以莲花为座，莲花成了佛座，莲蕊须也被称为"佛座须"。有意思的是，儒家也不缺少对莲花的喜爱，诗词歌赋吟咏无数，尤其是宋代大儒周敦颐著《爱莲说》赞颂莲花出污泥而不染后，"花中君子"的名号便被广为传诵。为儒释道三教同时推崇，花中尊崇已无出其右，还有传说曾在昭潭现三神女于莲花中各谈三教教义，"红花绿叶白莲藕，三教本是一家人"，莲花更成了三教调和的使者，在中国传统文化中占据了非常重要而炫目的位置。

全株各部分均可入药，荷花能散瘀止血、去湿消风；莲子能养心补脾、益肾涩精；莲衣能收涩止血；莲子心能清心安神、交通心肾、涩精止血；莲房能化瘀止血；莲须能清心益肾、涩精止血；荷叶能清暑化湿、升发清阳、凉血止血；荷叶蒂能解暑祛湿、止血安胎；荷梗能解暑清热、理气化湿；藕能清热生津、凉血、散瘀、止血；藕节能收敛止血、化瘀。

注意： 由于莲的品种繁多，不同品种的不同部位，其药效可能略有差异。

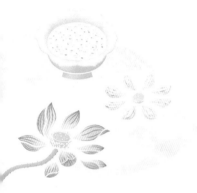

荷花粥：摘取新鲜荷花瓣和莲须（花蕊），焙干研成细末 20 克，小米适量。将荷瓣、莲须与小米一起煮成粥，每日服用 1~2 次。此粥可清心凉血，防治失眠，养颜美容，延缓衰老。

炸荷花：荷花 3 朵，鸡蛋 2 个，面粉适量，糖桂花 10 克。荷花去杂洗净，掰成瓣。将鸡蛋、面粉加水调和成糊状，花瓣挂上面糊入油锅炸至金黄酥脆，捞出沥油，撒上糖桂花即成。也可在两片花瓣间包夹豆沙馅再挂糊油炸。此菜可养心安神，清暑降浊。

荷叶糯米鸡

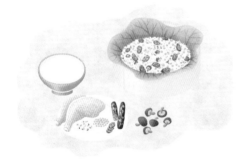

鲜荷叶 1 张，鸡腿 2 个，莲子、香菇、糯米、豌豆、腊肠适量。将荷叶洗净入沸水烫一下。泡发香菇、糯米和莲子。鸡腿去骨，用刀背拍松、切小块，用蚝油、生抽、酒酿和盐腌渍片刻。把荷叶铺在盘子上，先铺一层糯米，放入鸡肉和香菇，再铺一层糯米和豌豆，最后撒一层莲子和腊肠，用荷叶包裹，上蒸笼大火蒸 30 分钟即成。

莲子枣仁桂圆汤

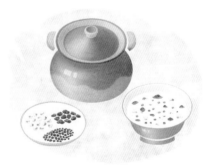

去芯莲子 20 个（3~4 人份），桂圆肉 10 个，酸枣仁 9 克。全部材料洗净，稍浸泡后，一起放进砂煲，加适量清水，大火煮沸后改小火煲至莲子软化，加入少许冰糖煮至融化即可。

此汤养心、宁神、益智、养颜、解暑，特别适宜夏日饮用。

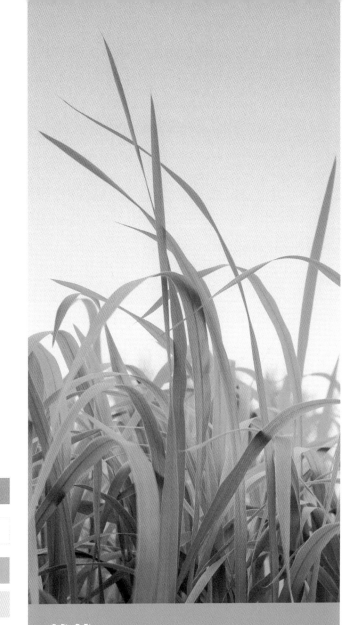

药 白菖 (根茎)

性 温

味 苦　辛

归 心经　肝经

胃经

功 化痰开窍，除湿健脾，杀虫止痒。

主 用于痰厥昏迷，中风，癫痫，惊悸健忘，耳鸣耳聋，食积腹痛，痢疾泄泻，风湿疼痛，湿疹，疥疮。

菖蒲 *Acorus calamus* L.
天南星科，别名兰荪、尧韭、水菖蒲、白菖蒲、蒲剑、水剑、臭蒲、泥菖蒲、野菖蒲、大菖蒲等，多年生草本植物，全国大部分地区均有分布。生于池塘、湖岸浅水区、沼泽地、溪流或水田边。

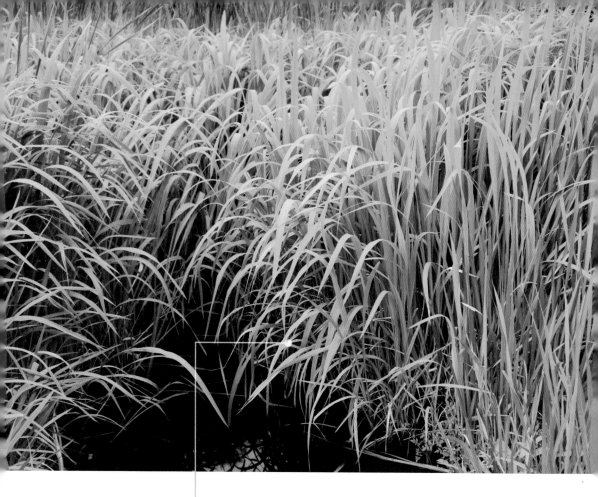

辨别

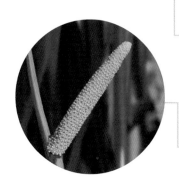

　　根茎横走,稍扁,分枝,外皮黄褐色,芳香,肉质根多数,具毛发状须根。叶基生,基部两侧具膜质叶鞘;叶片剑状线形,长90~150厘米,基部宽、对褶,中部以上渐狭,草质,绿色,光亮;中肋在两面明显隆起,平行侧脉3~5对,大都伸延至叶尖。

　　花序柄三棱形,叶状佛焰苞剑状线形,肉穗花序斜向上或近直立,狭锥状圆柱形,密生细花;花黄绿色,两性,花被片6,广线形,膜质透明,先端淡褐色,长约2.5毫米;子房长圆柱形。浆果长圆形,红色。花期2~9月。

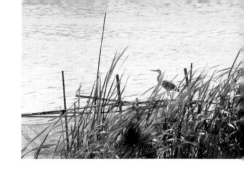

天中五瑞斩邪悬蒲剑

菖蒲为人熟知大半也是因为端午节，和艾草一起被挂在门框上用来祛邪避祸，相关的传说也多是受了神仙大佬的许诺，有此标识便可免受攻击，究其原因，很大程度是因为菖蒲的叶子形似长剑，如同降妖除魔的武器，方士们也因此称其为"水剑"，端午节把它与艾叶剪成的虎形带在身上，称作"艾虎蒲剑"，成束悬挂则寓意"手执艾旗招百福，门悬蒲剑斩千邪"。

那为什么要在端午节做这些事呢？原来在古人看来，农历五月蚊虫繁殖，百毒出动，其中的"五毒"，蛇、蜈蚣、蝎子、蜥蜴、癞蛤蟆尤其活跃，人们易染病甚至死亡，所以把五月称为"毒月"，把五月初五叫做"毒日""恶日""死亡日"，包括屈原、伍子胥、介子推在内的许多历史名人都被说成是死于这一天，于是人们设计了各种活动来祈求平安，为了对付毒物，也找到了菖蒲、艾草、石榴花、蒜头、龙船花五种植物，合称"天中五瑞"，而菖蒲就是天中五瑞之首了。

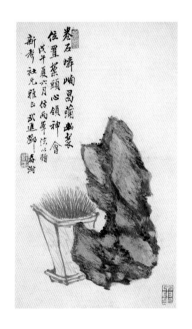

先于百草感阴生尧韭

另一类传说则从菖蒲的生长出发，传说尧帝时天降精于庭为韭，感百阴之气为菖蒲，所以菖蒲也称尧韭。《春秋运斗枢》也有"玉衡星散为菖蒲"的句子，《吕氏春秋》则这样解释："冬至后五十七日，菖始生。菖者百草之先生者，于是始耕。"自天而降和百草之先也为它蒙上了一层神秘色彩，于是菖蒲不但被人们当作神草来膜拜并用于祛邪，在药用上也很受重视，在《神农本草经》上经草部中位列第一。

今天我们说到菖蒲，多是指常见生于池塘中的品种，药用称为白菖或水菖蒲，区别于生在山涧水石间的石菖蒲（花草四雅中的盆栽菖蒲也属于石菖蒲）及来源于毛茛科阿尔泰银莲花的节菖蒲或九节菖蒲，而古时这几种植物常常都称为菖蒲。

应用

白菖辛苦温、芳香清爽。辛能行散，苦温化湿，芳香开窍。可开郁闭之心窍，醒昏蒙之神志、化失运之痰湿，也可升发脾胃之气而除风寒湿痹。且味苦能燥湿杀虫而止痒，故可治疥疮、蚤虱、湿疮等证。但因其全株都具有一定毒性，特别是根茎服用多量时会产生幻视，口服治疗应在医生指导下进行。

注意： 阴虚阳亢、汗多、精滑者慎服。

燃菖蒲艾草驱虫

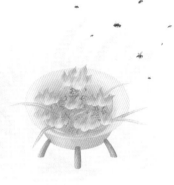

　　菖蒲和艾叶燃烧产生的烟气具有很强的驱蚊灭虫、杀灭病菌和抑制病毒的作用，是一种空气消毒的良方。

　　采集菖蒲叶及艾草，在阳光下晒干，在阴凉干燥处保存的陈年菖蒲和艾草更佳。在室内防火容器中点燃，待其燃尽熄灭即可，在室外院落也可选择上风防火处点燃，均可达到驱虫消毒的效果。

菖蒲浴

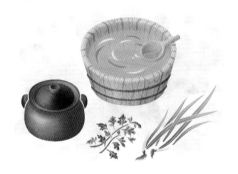

　　取菖蒲叶和根茎及艾草适量，清水洗净，放入锅中加水煎煮，大火煮沸，改小火煮20分钟。舀出加凉水调到适当温度，即可进行淋浴或浸泡身体。

　　菖蒲浴不仅可清洁身体、排湿消暑，还可杀菌止痒、醒神定心，也适合于疥癣湿疮等皮肤病患者。

菖蒲绿色农药

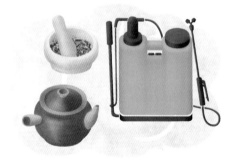

　　菖蒲根茎500克。捣烂后，加水1~1.5千克，大火煮沸，改小火熬煮2小时，经过滤所得的原液，兑水3~6千克，可有效防治稻飞虱、稻叶蝉、稻螟蛉、蚜虫、红蜘蛛等虫害。

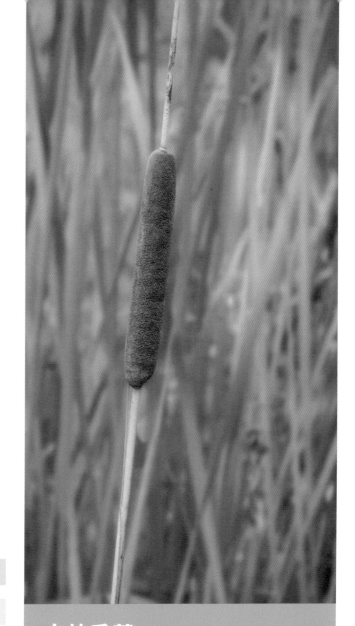

 蒲黄（花粉）

 平

 甘

 肝经 心包经

 止血，化瘀，通淋。

主 用于吐血，衄血，咯血，崩漏，外伤出血，经闭痛经，胸腹刺痛，跌仆肿痛，血淋涩痛。

水烛香蒲 *Typha angustifolia* L.

香蒲科，别名狭叶香蒲、水蜡烛、蒲菜、蒲草、甘蒲、醮石、毛蜡烛、芦油烛、蒲包草等，多年生水生或沼生草本植物，全国大部分地区均有分布。生于湖泊、池塘、沟渠浅水区，以及沼泽、河流缓流带。

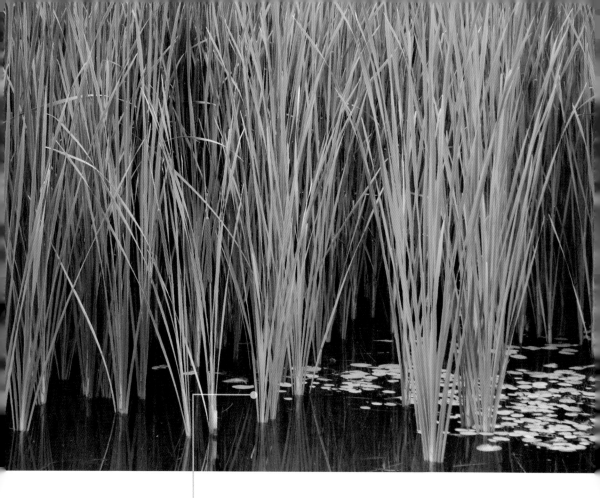

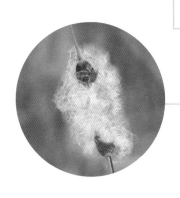

辨别

根状茎乳黄色、灰黄色，先端白色。地上茎直立，粗壮，高1.5~3米。叶片狭线形，长50~120厘米，宽4~9毫米，上部扁平，中部以下腹面微凹，背面向下逐渐隆起呈凸形，下部横切面呈半圆形，细胞间隙大，呈海绵状；叶鞘抱茎。

穗状花序长圆柱形，褐色；雌雄花序相距2.5~6.9厘米，雄花序在上，通常略长，雌花序在下；花粉粒单体，近球形、卵形或三角形，纹饰网状。小坚果长椭圆形，果皮具褐色斑点。种子深褐色。花期6~7月，果期7~8月。

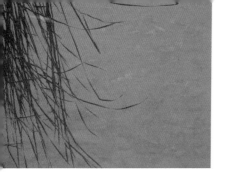

治水除妖香蒲封仙子

香蒲的名字其实是对应菖蒲的臭蒲而来的，它长得和菖蒲有些相似，却是甘香鲜脆的食材，不过更显眼的是一根根蜡烛般的蒲棒，所以也被称作水蜡烛。

关于香蒲的传说多数还是和神话相关，比较典型的是说它本是天上仙草，被七仙女下凡配董永时不小心带下人间。不过也有个比较特别的故事，和古代水利工程有关，明朝的徐有贞由发动英宗夺门而官至首辅，却因陷害忠臣于谦留下了千古骂名，又作为江南四大才子中祝枝山的姥爷和文艺圈扯上了关系，但其实他最大的贡献是治理黄河水患，还提出且验证了"浚一大沟不如多开支河"，比西方类似的水箱放水实验早了四百年。传说他在济州治水时，遇到千年龟妖作乱，情急之下提剑要与龟妖拼命，他有个义女名唤蒲香，抢下宝剑跳入水中大战龟妖，最终与其同归于尽。水患平息，蒲香被玉帝封为仙子，却因值日星官笔误改名香蒲，人身化为蒲草，永远守护在了水畔岸边。

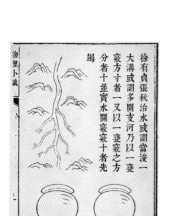

凉血活血蒲黄治舌胀

神怪故事当然不是史实，人们认识和利用香蒲的历史非常悠久，除了食用，它也是编织和造纸的原料，它的花粉入药称为蒲黄，《神农本草经》中就已收录。

《芝隐方》中提到了一个南宋度宗赵禥的故事，这位皇帝在历史上因两件事而著名，一是天生弱智，把大权交给了一个大奸臣贾似道，二是酒色无度，曾创下一夜宠幸30多个妃嫔的纪录。话说有天晚上宴乐过后，赵禥忽然舌肿满口，不能言语也不能进食，急召御医诊治，蔡御医用蒲黄和干姜各半研成细末，蘸之干擦舌头，果然见效。后来赵禥询问缘由，蔡御医道："蒲黄可凉血活血，舌乃心之外候，而手厥阴相火乃心上臣使，得干姜阴阳相济也。"当然赵禥并不觉得自己心火太旺，于是再接再厉，终于35岁就一病而亡，倒是蒲黄治舌胀的验效从此流传下来了。

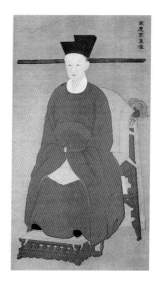

应用

《本草汇言》：蒲黄，性凉而利，能洁膀胱之原，清小肠之气，故小便不通，前人所必用也。亦血分行止之药，主诸家失血。至于治血之方，血之上者可清，血之下者可利，血之滞者可行，血之行者可止。凡生用则性凉，行血而兼消；炒用则味涩，调血而兼止也。

注意： 劳伤发热，阴虚内热，无瘀血者禁用。孕妇慎服。

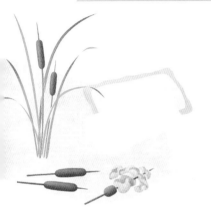

蒲绒枕

　　秋天采集成熟蒲棒适量。将蒲棒晒干后，把黄色花序掰下来，装入干净密集棉布制作的枕芯中，再外套枕套即可。 可1~2个月打开晒一次，以免受潮。

　　蒲绒枕清香透气，具有凉血解暑、安神助眠、调节血脂的作用，且软中带硬，不易塌陷，对于颈椎的承托力好，可预防颈椎病，适合各年龄段的人群使用。

蒲菜涨蛋

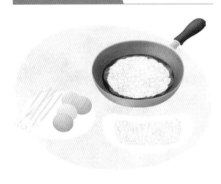

　　香蒲叶鞘抱合而成的嫩假茎也称蒲菜，曾在《舌尖上的中国2》里闪亮登场，5月中旬至8月中旬可采集，是药食兼具的美味。

　　新鲜蒲菜150克，鸡蛋4个。将蒲菜去硬皮只留鲜嫩蒲心，洗净后入沸水锅焯3分钟，捞出切成细丁或斜刀小段，打入鸡蛋，按口味加适量盐、白胡椒粉、料酒拌匀，炒锅放油烧热后倒入蛋液，摊成饼状，中小火煎至金黄，改刀装盘即可。

家常奶汤蒲菜

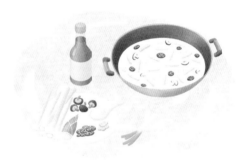

　　蒲菜200克，水发冬菇20克，冬笋20克，熟火腿20克，面粉1勺，葱椒绍酒少许，葱姜适量。蒲菜取嫩心焯水切段，冬菇、冬笋切片焯水，火腿切片。炒锅加油，炒入少许葱花姜丝，烧至温热时，调小火，加入1勺面粉煸炒，加热水，烧开后放入蒲菜及冬菇、冬笋，加盐、味精、葱椒绍酒，再烧开后放入火腿，出锅撒适量葱花即成。

　　奶汤蒲菜被誉为济南第一汤菜，正宗奶汤不是指牛奶，而是鸡鸭猪骨猪肘猪肚等加葱姜料酒中大火熬成的乳白色浓汤。

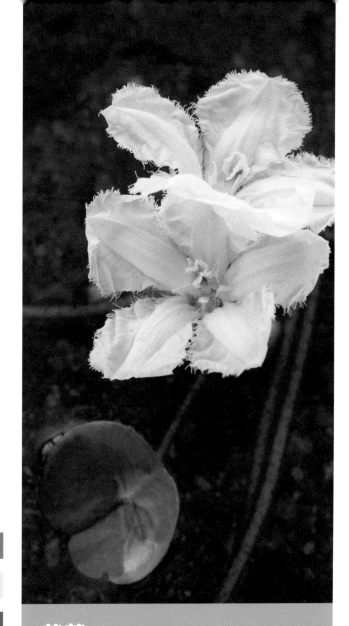

 莕菜（全草）

 寒

 辛　甘

 膀胱经

功　发汗透疹，利尿通淋，清热解毒。

主　用于感冒发热无汗，麻疹透发不畅，水肿，小便不利，热淋，诸疮肿毒，毒蛇咬伤。

荇菜 *Nymphoides peltatum* (Gmel.) O. Kuntze
龙胆科，别名莕菜、莲叶莕菜、水荷叶、接余、莕余、凫葵、水镜草、荇丝菜、金莲子、水铜钱、马脚莲等，多年生水生草本植物，全国大部分省区均有分布。生于池塘或不甚流动的清澈河溪中。

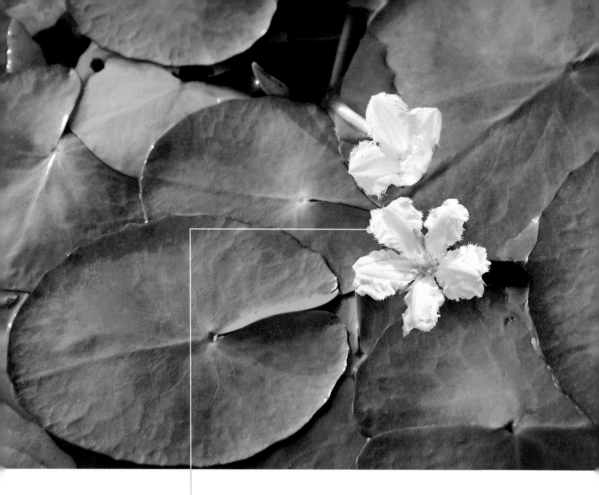

辨别

　　花常多数，簇生节上，花梗不等长；花冠金黄色，长2~3厘米，5分裂至近基部，冠筒短，喉部具5束长柔毛，裂片宽倒卵形，先端圆形或凹陷，边缘宽膜质，近透明，具不整齐的细条裂齿。蒴果无柄，椭圆形，长1.7~2.5厘米。种子褐色，椭圆形，长4~5毫米，边缘密生睫毛。花期4~8月，果期6~9月。

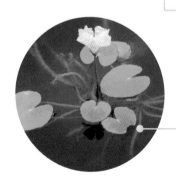

　　茎圆柱形，细长而多分枝，节上生不定根，沉水中。上部叶对生，下部叶互生，叶片飘浮，近革质，圆形或卵圆形，基部心形，全缘，有不明显的掌状叶脉；叶柄圆柱形，长5~10厘米，基部变宽，呈鞘状，半抱茎。

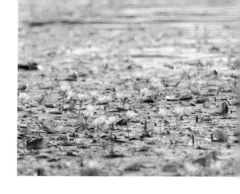

关关雎鸠君子逑淑女

如果要问先秦时期的哪一首诗歌最有名，恐怕非《诗经·周南·关雎》莫属：

关关雎鸠，在河之洲。窈窕淑女，君子好逑。
参差荇菜，左右流之。窈窕淑女，寤寐求之。
求之不得，寤寐思服。悠哉悠哉，辗转反侧。
参差荇菜，左右采之。窈窕淑女，琴瑟友之。
参差荇菜，左右芼之。窈窕淑女，钟鼓乐之。

这首诗绘声绘色地描写了一个从一见钟情到暗恋相思再到弹琴秀才艺追求最后庆祝成功的爱情故事，作为诗三百的开篇，可以说大多数中国人都能随口背出前四句，但一个强烈的对比从第五句"参差荇菜"开始，知名度急剧降低，别说背诵，能读出来的人都很少，原因就出在这个"荇（xìng）"字上，国标字符集把这个字列为二级字，另一个同音常用名"莕"干脆没有收入，可想而知这两个字有多冷僻，但其实这种植物并不少见，且造型堪称惊艳，很值得继承传统半夜在人家楼下弹吉他的文艺青年们认识一下。

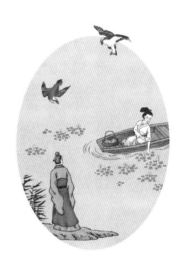

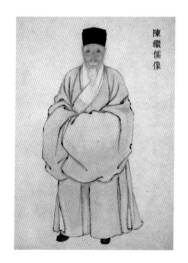

陳繼儒像

青青荇菜饕客品佳肴

当然这种植物并不是只能用来展现才情，唐代唐彦谦有首《夏日访友》诗里写道："春盘擘紫虾，冰鲤斫银鲙。荷梗白玉香，荇菜青丝脆。腊酒击泥封，罗列总新味。"这么多美味佳肴，荇菜专有一席之地。明代陈继儒的《岩栖幽事》里也有记述："吾乡荇菜，烂煮之，其味如蜜，名曰荇酥，郡志不载，遂为渔人野夫所食。此见于《农田余话》。俟秋明水清时，载菊泛泖，脍鲈捣橙，并试前法，同与莼丝荇酒。"弥漫的野味乡趣和老饕的口水，回想起采荇菜的窈窕淑女，原来也是吃货一枚啊。

不过要采荇菜还需找对地方，它可以说是水环境的标识物，有荇菜处必定清水潆绕，污秽之地是不会有的。

应用

苣菜在药店不容易买到，较多鲜用，也可采集后晒干，煎汤或捣汁内服多用于发汗透疹、清热利尿，捣烂外敷则用于各种肿毒疮疖，也用于谷道生疮、毒蛇咬伤、点眼去翳等。

注意： 脾胃虚寒、腹泻便稀者慎服。

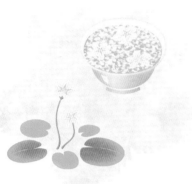

荇菜绿豆粥

采荇菜花 30 朵，粳米 100 克，绿豆适量。绿豆洗净，以温水浸泡 2 小时，粳米淘洗净，荇菜花去梗，去花柄和杂质，花瓣洗净。绿豆放入锅内加水煮至豆开花时，下入粳米，加适量水，用旺火煮沸，转用慢火熬煮绿豆和米熟烂时，加入荇菜花，翻拌几下，加入白糖调味即可食用。

此粥可清热解毒、解暑止渴、消肿降脂，适合感冒发热无汗、暑热厌食、小便不利、水肿、高血脂等人群食用。

荇菜炒鸡蛋

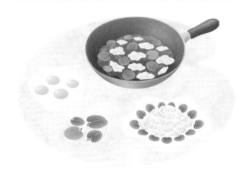

采荇菜连梗嫩叶 150 克，鸡蛋 4 个。将荇菜择洗净入沸水焯一下，捞出备用。鸡蛋打入碗内，加盐搅匀。炒锅放油烧热，倒入鸡蛋液，摊开煎熟后炒成小块，再放入荇菜翻炒，加盐、味精调味即成。味料不宜过重，保持荇菜清香为佳。

鱼片荇菜汤

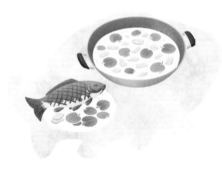

荇菜嫩叶 150 克，草鱼 1 条，姜适量。荇菜洗净焯水。剔出鱼骨，鱼肉片成薄片。姜切丝。热锅加油，下姜丝爆香。下鱼骨煎炒至色泽变白出味。加适量清水，煮至汤底发白浓香，放入荇菜，加盐，放入鱼片，烫至鱼片熟后，关火撒适量白胡椒粉、香油提味即可食用。

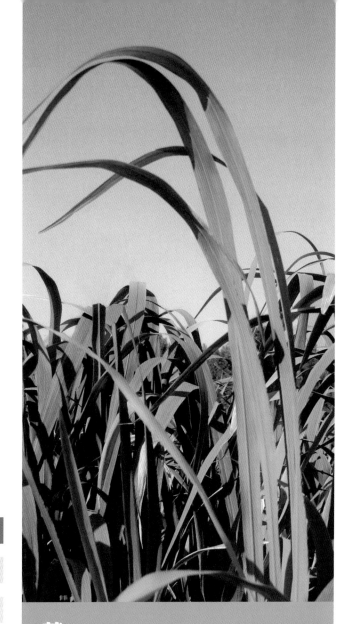

菰 *Zizania latifolia* (Griseb.) Stapf
禾本科，又名茭白、茭笋、茭瓜、菰菜、菰手、菰瓜、雕胡、高瓜、高笋、水笋、茭耳菜、茭粑、绿节等，多年生水生草本植物，分布于全国大部分省区，各地均有栽培。生于湖沼浅水、池塘、水田等处。

 茭白（菌瘿）

性 寒

味 甘

归 肝经　脾经
肺经

 解热毒，除烦渴，利二便。

主 用于烦热，消渴，二便不通，黄疸，痢疾，热淋，目赤，乳汁不下，疮疡。

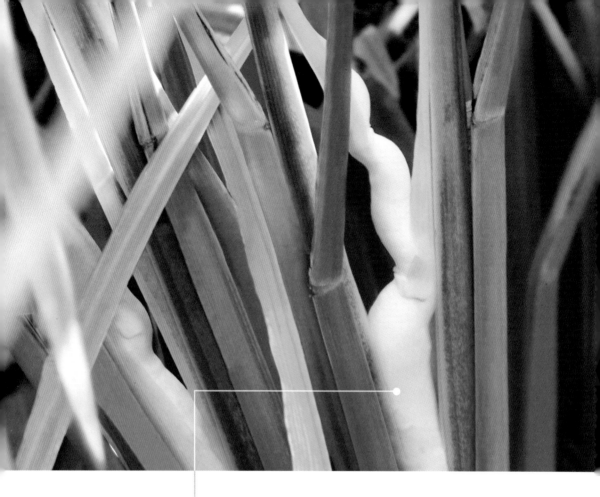

辨别

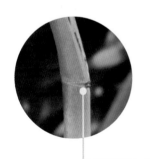

　　高1~2米。须根粗壮。具匍匐根状茎。地上茎呈短缩状，部分埋入土里，有多节；节上发生多数分蘖，形成株丛。主茎和分蘖进入生殖生长后，基部如有茭白黑粉菌寄生，则不能正常生长，形成椭圆或近圆形的肉质茎。叶由叶片和叶鞘两部分而成，叶鞘相互抱合形成假茎；叶长披针形；叶片与叶鞘相接处有三角形叶枕，称"茭白眼"。

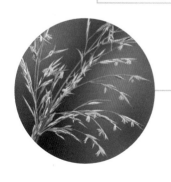

　　圆锥花序大型，分枝多数簇生，上升，果期开展；雄小穗两侧压扁，常带紫色，着生于花序下部或分枝之上部，脱节于小穗柄上，惟其柄较细弱；颖退化不见；外稃先端渐尖或有短尖头，并有5脉，厚纸质；雌小穗外稃有芒，内稃与外稃同质，常均有3脉，为外稃所紧抱；雄花中有6枚发育雄蕊。颖果圆柱形，长约10毫米。花果期秋季。

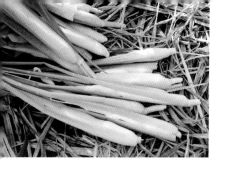

江东步兵归享吴中味

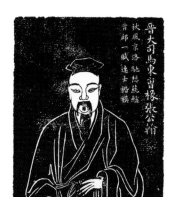

菰（gū）是中国特有的植物，因其根交结而称"菰"，种子叫菰米或雕胡米，煮饭软糯香滑，曾是古时"六谷"之一，但菰草感染黑粉菌后就不再抽穗结籽，雕胡米就没有了，不过其茎部膨大产生的菌瘿又成了另一种美味——茭白，和莼菜、鲈鱼并称江南"三大名菜"。

《晋书》记载了一位超级吃货的故事，东吴官二代张翰恃才放旷，很像曹魏时曾任步兵校尉的阮籍，时人就称张翰为"江东步兵"。步兵老师东吴灭亡后去洛阳做了西晋大司马东曹掾，有一天"见秋风起，乃思吴中菰菜、莼羹、鲈鱼脍"，一时间馋虫难耐，大叫一声："人生贵适志，何能羁宦数千里，以邀名爵乎？"于是立马驾船回乡解馋去也，留下一段宁要美食不要官职的传奇。后来人们就常用"莼鲈之思"来表达思乡之情，只是也不能忘记了，菰菜才是三大名菜之首。

食疗鼻祖进献催乳方

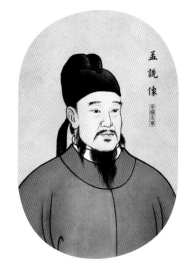

茭白作为药用，最早见于唐代医家孟诜（shēn）的《食疗本草》，谓其"利五脏邪气，酒皶面赤，白癞，疬疬，目赤……热毒风气，卒心痛，可盐、醋煮食之。"

说起孟诜，可谓世界食疗学的鼻祖，《食疗本草》也是现存最早的食疗专著，他与孙思邈交往甚密，好炼丹食饵，活到93岁，历经数朝风云。野史传说孟诜虽然医术高明，官却做得不大明白，有次在凤阁侍郎刘祎之家晒学问，指出武则天所赐金碗是药金（铜锌合金），被武后知道穿了小鞋，贬为台州司马。后来武则天产后少乳，兼大便秘结，口腔溃疡，却又畏苦怕吃药，孟诜便献了一张食疗方，茭白泥鳅豆腐羹加醋调服，果奏奇效，于是又升为礼部春官侍郎了。

野史虽然未必确实，茭白的催乳作用却是可信的，如今也用茭白、猪蹄、通草同煮来达到催乳作用。不过孟诜也提醒过，由于茭白性寒滑中，不宜过食，虚寒体质应慎食。另外其所含草酸过食易影响人体对钙的吸收，儿童尤其不宜多食。

茭白甘寒，性滑而利，能清心胸中浮热风气，利尿祛水，催乳止疡，辅助治疗四肢浮肿、小便不利、黄疸、痢疾等症，又能清暑解烦止渴，开胃解酒，降压降脂，瘦身美白，尤为适宜夏季食用。

注意： 脾胃虚寒、腹泻、疮疡化脓、肾虚遗精者不宜用。禁蜜食。服巴豆者不可食。不宜与豆腐同食。结石患者慎食。

虾子焖茭白

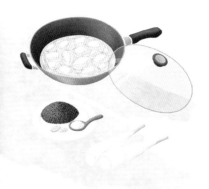

嫩茭白 400 克，虾子（干虾卵）15 克。水生粉 1 勺，鲜汤（老母鸡配瘦猪肉熬制的清汤）1 碗，姜末、胡椒粉、黄酒、酱油、香油适量。将茭白去皮后洗净，入沸水焯后切成滚刀块。炒锅倒油，旺火烧至七成热，放茭白入锅炸，至呈金黄色时捞出。净锅内加少许油，烧至油三成热时，放姜末、虾子略煸，放茭白翻炒，烹入黄酒、酱油、精盐，变色后，加入鲜汤，文火盖焖 7~8 分钟，撒胡椒粉，下水生粉勾流利芡，淋上香油装盘即成。

凉拌茭白

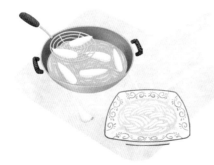

嫩茭白 400 克，酱油一汤匙，蒜一瓣剁泥，糖一茶匙，香油、味精适量。将茭白去皮去老根洗净，纵切成两半，用刀背稍拍一下，使其质地变松软，入沸水焯一下，捞出待冷却后，用刀切成薄片或细条，盛入盘内。加酱油、蒜泥、糖、香油、味精拌匀即可。

茭白焯水可减少草酸，有利钙质吸收。

茭白通草猪蹄汤

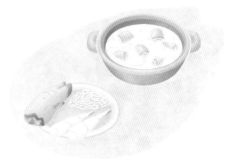

茭白 50 克，猪蹄 1 只，通草 20 克。将猪蹄去毛洗净，斩成小块。茭白洗净入沸水焯一下，捞出切成薄片。通草切成寸段。猪蹄入砂锅，加清水大火煮沸，改小火炖 30 分钟，放入茭白和通草，继续炖煮至猪蹄酥烂，下精盐、味精调味即成。

分 1~2 次趁热食，适合于产后乳汁不下者食用。

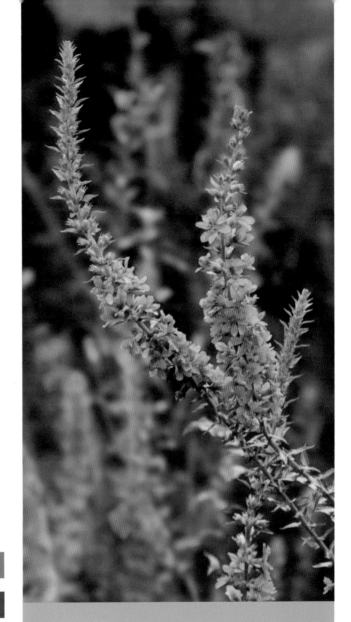

药 **千屈菜**（全草）

性 寒

味 苦

归 大肠经

功 清热解毒，收敛止血。

主 用于痢疾，泄泻，便血，血崩，疮疡溃烂，吐血，衄血，外伤出血。

千屈菜 *Lythrum salicaria* L.

千屈菜科，别名水枝柳、水柳、水枝锦、对叶莲、对牙草、败毒草、乌鸡腿、大钓鱼竿等，多年生草本植物，全国各地均有分布。生长于湖畔、河岸、溪沟边、潮湿草地、沼泽地、滩涂上。

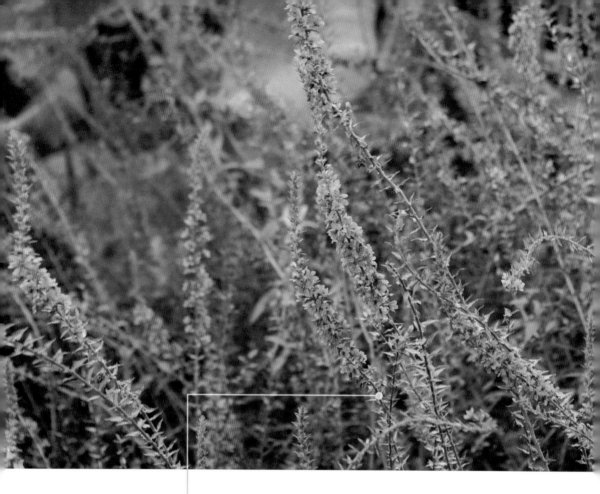

辨别

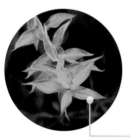

茎直立，多分枝，高30~100厘米，全株青绿色，略被粗毛或密被绒毛，枝通常具4棱。根茎横卧于地下，粗壮。

叶对生或三叶轮生，披针形或阔披针形，长4~10厘米，顶端钝形或短尖，基部圆形或心形，有时略抱茎，全缘，无柄。

花组成小聚伞花序，簇生，因花梗及总梗极短，因此花枝全形似一大型穗状花序；花瓣6，红紫色或淡紫色，倒披针状长椭圆形，基部楔形，着生于萼筒上部，有短爪，稍皱缩。蒴果扁圆形。花期7~8月，果期9~10月。

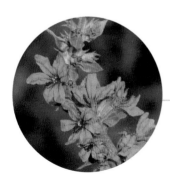

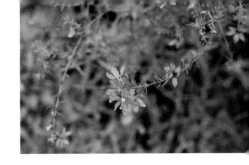

爱的悲伤孤独千屈菜

千屈菜最早产于欧洲和亚洲暖温带，来到中国逐渐传播到南北各地，因其叶像柳树叶的形状，所以又有了水柳、水枝柳和水枝锦这些更好听的名字。

野生千屈菜常单株生长，间杂在其他植物中，所以在欧美其花语为"孤独"，寓意着爱的悲伤。又因它常生于水泽边，爱尔兰人称它为"湖畔迷路的孩子"。

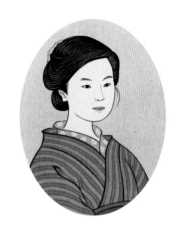

近百年前的日本童谣诗人金子美铃写过一首诗：

长在河岸上的千屈菜／开着谁也不认识的花／河水流了很远很远／一直流到遥远的大海／在很大、很大的／大海里／有一颗、很小、很小的水珠／还一直想念着／谁也不认识的千屈菜／它是／从寂寞的千屈菜花里／滴下的那颗露珠（吴菲译）

通篇如梦幻般的孤独和温情，但如果了解到这位女诗人3岁丧父，母亲改嫁，很小就在继父书店做工，23岁嫁给一店员，这人寻花问柳还禁止她写诗，她提出离婚却失去女儿的抚养权，绝望自杀时才27岁，你是否更能体会到纤弱的千屈菜那份爱的悲伤呢？

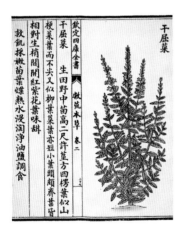

食之甘鲜饥荒救命草

千屈菜在早期的本草著作中并无收录，直到明代的《救荒本草》才首次将它作为可救饥食用的植物记载下来。

传说太平天国后期遭困缺粮，洪秀全发动军民采野菜、制草团充饥，千屈菜也是其中之一，还有人将千屈菜晒干储存起来，以备日后连野菜也采不到，只是这样也没能坚持到最后，随着洪秀全病亡，湘军炸开天京城墙，太平天国就此走向灭亡。

实际上民间不只是饥荒时才吃它，烹调方法也很多，鲜菜凉拌、炒食、煮粥、做汤均可，制成干菜食时水发也别有风味，有切碎拌面粉蒸的，有水焯下面条的，还有做火锅配料的等等，美味更兼有清热凉血止痢的功效，因而成为许多人夏季解馋消暑的好选择。

应用

千屈菜清热毒、凉血、收敛、破经通瘀，秋季采收全草，可鲜用，或晒干备用。与马齿苋同煎服可治肠炎、痢疾。外伤出血可用鲜草捣烂绞汁涂敷，或干草研末撒布上包扎之。

注意： 孕妇忌服。

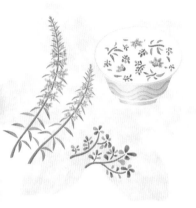

千屈菜马齿苋粥

采摘千屈菜花及嫩茎叶 30 克，马齿苋 20 克（鲜品倍加），粳米 150 克，蜂蜜或红糖适量。将粳米淘洗干净，千屈菜择洗净，切 2 厘米的段，马齿苋洗净，切细。将粳米、千屈菜、马齿苋全放入锅内，加清水适量，用旺火烧沸，转用中火煮至米熟烂成粥，早晚各食 1 次。加蜂蜜或红糖调味。

此粥清热凉血、解毒利湿，适合肠炎、痢疾、便血、瘀血经闭等患者食用。

凉拌千屈菜

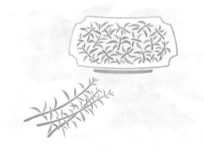

采摘千屈菜的嫩茎叶 200 克，酱油、醋、香油、盐、味精适量。将千屈菜择洗净，入沸水中焯一下，用刀切成小段，盛入盘内。加入酱油、醋、盐、味精、香油，拌匀即可食用。

此菜清热消暑、解毒利湿，适合肠炎、痢疾等患者食用。

千屈菜鸡蛋骨汤面

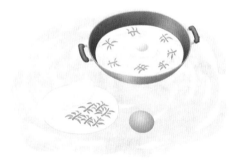

采摘千屈菜的嫩茎叶 100 克，鸡蛋 1 个，面条 150 克，猪骨汤（猪骨加清水熬煮 1 小时所得清汤）500 毫升。将千屈菜择洗净，入沸水中焯一下，捞出切段。锅中烧水，放入面条，加盐煮熟捞出。猪骨汤煮沸，加入千屈菜，打入鸡蛋，不要搅散，待其凝固，放入面条略煮，加盐、香油调味即可食用。

应用索引

时间区段：▢ 花期　▢ 果期　▬▬ 药用采集期

药用部位：🐦 全草　🌿 根　🦅 块根　Y 茎　🐛 根茎　⬭ 块茎　📦 茎皮　🦪 菌瘿　◗ 树脂
🌱 嫩苗　🌿 茎叶　🍃 叶　🥖 花蕾　❀ 花　🌼 花粉　🍎 果实　◖ 果壳　⬤ 种子　🌐 球果

植物	药用	月份											
		1	2	3	4	5	6	7	8	9	10	11	12
平车前	车前草 车前子												
紫苏	苏叶 苏子 苏梗												
益母草	益母草 茺蔚子												
圆叶牵牛	牵牛子												
紫玉兰	辛夷												
忍冬	金银花												
连翘	连翘												
麦冬	麦冬												
蒲公英	蒲公英												
艾	艾叶 艾实												
玉簪	玉簪花 玉簪根 玉簪												
萝藦	萝藦 萝藦根 天浆壳 萝藦子												
马齿苋	马齿苋												
何首乌	生首乌 何首乌叶 夜交藤												

植物	药用	月份											
		1	2	3	4	5	6	7	8	9	10	11	12
苍术	苍术												
藿香	藿香												
青葙	青葙子 青葙 青葙花												
桔梗	桔梗												
酸枣	酸枣仁 酸枣叶												
山楂	山楂												
黄芩	黄芩												
木槿	木槿花 木槿叶 木槿皮 朝天子 木槿根												
苦参	苦参 苦参实												
决明	决明子												
银杏	白果 银杏叶												
国槐	槐米 槐花 槐豆												
油松	松叶 松花 松球 松香												
侧柏	柏子仁 侧柏叶												
柽柳	柽柳 柽柳花												
山茱萸	山萸肉												
杜仲	杜仲												
野葛	葛根												
玉竹	玉竹												

植物	药用	月份											
		1	2	3	4	5	6	7	8	9	10	11	12
延胡索	元胡												
茜草	茜草												
地黄	生地黄												
红蓼	水红花子												
薄荷	薄荷												
刺儿菜	小蓟												
毛叶地瓜儿苗	泽兰 地笋												
醉鱼草	醉鱼草 醉鱼草花 醉鱼草根												
鸭跖草	鸭跖草												
野苋菜	野苋菜 野苋子												
芦苇	芦根 芦苇笋 芦花 芦茎 芦叶												
莲	荷叶 荷梗 荷叶蒂 荷花 莲须 藕 莲子 莲衣 莲子心												
菖蒲	白菖												
水烛香蒲	蒲黄 蒲棒												
荇菜	莕菜												
菰	茭白												
千屈菜	千屈菜												

参考资料

参考文献

[1] 国家药典委员会 . 中华人民共和国药典 [M]. 北京：中国医药科技出版社，2015.

[2] 南京中医药大学 . 中药大辞典 [M]. 上海：上海科学技术出版社，2014.

[3] 国家中医药管理局中华本草编委会 . 中华本草 [M]. 上海：上海科学技术出版社，1999.

[4] 中华中医药学会 . 本草纲目新校注本 [M]. 北京：华夏出版社，2008.

[5] 全国中草药汇编编写组 . 全国中草药汇编 [M]. 北京：人民卫生出版社，1996.

[6] 中国科学院中国植物志编辑委员会 . 中国植物志 [M]. 北京：科学出版社，2004.

[7] 中国科学院植物研究所 . 中国植物图像库 [DB/OL]. 北京 .

[8] 香港浸会大学 . 药用植物图像数据库 [DB/OL]. 香港 .

插图引用及参考作品

清 · 郎世宁 . 郊原牧马图卷（局部）

东汉 . 导车画像砖拓片（临摹改绘）

故宫南薰殿旧藏历代圣贤名人像册华佗像（局部）

北宋 · 张择端 . 清明上河图饮子摊（局部）

清 · 如莲居士 . 乾隆观文书屋刊本绣像说唐全传程咬金像（临摹另绘）

四川广元皇泽寺武则天真容像（参考另绘）

西北民间剪纸（参考另绘）

齐白石 . 牵牛花及牛图（临摹另绘）

南宋 · 陈容 . 四龙图（局部）

明 · 文征明 . 玉兰图卷（临摹改绘）

齐白石 . 通鼻图（临摹另绘）

清 · 上官周 . 晚笑堂竹庄画传诸葛亮像（临摹改绘）

清 · 贾全 . 十六罗汉图册（局部）

明 . 南京明陵藏明太祖遗像（局部）

清.宣统修常州郑氏宗谱郑玄像（局部）

明·唐寅.东方朔偷桃图（临摹重绘）

明·佚名.平番得胜图（参考另绘）

元·唐棣.雪港捕鱼图（局部）

南宋·李唐.灸艾图（局部）

民间剪纸挂艾草（参考另绘）

南宋·刘松年.天女献花图（局部改绘）

清·顾沅辑.道光十年刻本古圣贤像传略贺知章像

清·王朴.婴戏图（临摹改绘）

清·黄山寿.拟古山水册（临摹改绘）

明末清初·萧云从.弹乌解羽图

明·文征明.品茶图（临摹改绘）

明·张路.神仙图册（局部）

清·佚名.水陆画三界图（参考另绘）

清末民初·潘振镛.聊斋志异白描插图（临摹改绘）

山东高密扑灰年画姑嫂闲话（临摹另绘）

明·仇英.倭寇图卷（参考另绘）

魏晋南北朝.吉林集安舞踊墓主室北壁壁画狩猎图（临摹改绘）

杨之光.朝鲜民族舞（临摹另绘）

明·王世贞辑.万历徽州玩虎轩刻本列仙全传王子乔像（临摹重绘）

宋大仁编.中国伟大医药学家画像孙思邈像.大中国图片出版社，1955（临摹改绘）

天津泥人张民俗彩塑（参考另绘）

蒋兆和.李时珍像（临摹改绘）

明·朱天然辑.历代古人像赞帝舜像

吉林民间剪纸（参考另绘）

清·萧云从.秋山行旅图卷（局部改绘）

明·唐寅.人物画小品册页（局部改绘）

清·如莲居士.乾隆观文书屋刊本绣像说唐全传秦王及单雄信像（局部改绘）

明·唐寅.临李公麟饮中八仙图（局部改绘）

20世纪初至60年代.山西洪洞县古大槐树处老照片（参考另绘）

清·恽寿平.五大夫松图

元·王蒙.葛稚川移居图（参考另绘）

东汉.山东济宁武梁祠轩辕黄帝石刻像

宋·佚名.初平牧羊图

释智恒.贝叶画观音菩萨三十三化身延命观音像（临摹改绘）

汉.陕西关中画像石拜谒图拓片（参考另绘）

清.黄杨木雕人物树木（局部）

清·黄慎.采药图（局部改绘）

陈启南.河南长葛市葛天氏石雕像（素描）

清·苏六朋.太白醉酒图

明·陈洪绶.对镜仕女图（局部）

明·仇英.千秋绝艳图赵飞燕像

清.河南朱仙镇木版年画赵公明（临摹改绘）

北京中医药大学中医药博物馆李时珍雕像（摄影）

华三川.红楼梦贾宝玉林黛玉像（临摹另绘）

19世纪·Thomas Allom.The Chinese Empire Illustrated 铜版画染坊（临摹改绘）

蒋兆和.孙思邈像（临摹改绘）

北宋·赵佶.红蓼白鹅图

16世纪·Ohristoph Schwartz.The Rape of Persephone 油画（局部）

四川白马关庞统祠南薰殿本庞统靖侯造像碑刻

明·陈洪绶.屈子行吟图（局部）

明·缪辅.鱼藻图轴（局部）

清.彩绘帝鉴图说游幸江都图

柳下跖怒斥孔丘封面.上海人民出版社，1974（参考另绘）

王弘力.鲁班造锯连环画.辽宁画报社，1958（参考另绘）

19世纪·岩崎灌园（日）.本草图谱刻本苋菜图（参考另绘）

明.嵩山少林寺达摩一苇渡江图石碑拓本

齐白石.芦塘鱼乐图（临摹另绘）

明·陈洪绶.荷花鸳鸯图（局部加字）

明·朱见深.一团和气图（局部改绘）

民国·颜元.天中五瑞扇面

民国·邓春澍.寿石菖蒲图

明·方以智.物理小识刻本卷二地类治水开支河（参考另绘）

故宫南薰殿旧藏宋帝像轴宋度宗坐像轴

19世纪·细井徇（日）.诗经名物图解绘本雎鸠图（参考另绘）

清·徐璋.松江邦彦画像陈继儒像

清·顾湘舟.苏州沧浪亭五百名贤祠张翰石刻像

沈沉.盂诜像（临摹改绘）

金子美铃（日）肖像老照片（参考另绘）

明·朱橚.救荒本草刻本千屈菜图（局部改绘）

后记

　　终于完成了书稿和配图，到了写后记的阶段，不由地诸多感慨浮上心头。这期间遇到了无数的问题，在一个一个去查证解决的过程里，也会欣喜于自己的收获和进步，不过虽然已尽量认真和谨慎，仍难免留下不足和缺憾，许多问题还处在存疑的状态，这本书其实不过是自己学习过程中的笔记和总结，如果能给诸多中医或植物同好者提供一点有用的信息或是乐趣，便已是荣幸，若有疏漏和错误，也敬请指正和批评。

　　事实上我也无意扮演一个专家的角色，而且自开始接触中医，从未有过以医生为职业的打算，虽然非常敬佩和仰慕那些虽然半路出家，却能抛弃过去从头开始，以救人度人为己任，克服种种困难，最终成为执业医生悬壶济世的大德先贤们，只是也得承认，这不是每个人都能做到的，现实毕竟不是理想状态的考试卷，不会安排那么多非此即彼的选择题，我也确实做不到推翻或忘记过往的一切，最多只能追求一下学而时习之的不亦乐乎罢了。

　　说起来，对于中医爱好者来说，学中医的乐趣到底是什么，也常常是一个问题，有时候过于执着地追问对与错并不能带来快乐，复兴传统拯救人类的伟大事业也不是每天都需要去冲锋陷阵、决死战斗的，而要求自己或别人以教科书般精准的生活为目标，多半要面对许多无能为力的懊恼和悔恨，日子过得谨小慎微到了战战兢兢的程度，反而离长命百岁的梦想更加遥远了。

　　其实不仅是中医，所有知识的学习乐趣都不只在于考试刷分以及为人民服务或为人民币服务，有些东西未必在现实世界中金光闪闪，却在精神世界里魅力无穷，人不能脱离现实世界，但说到底还是生活在自己的精神世界里的，而各种知识不仅帮助我们在现实中生存，也扩展着我们的精神世界，让我们在这里进行着一次次的旅行和探险。这很像是玩网络游戏，开始时只能在地图上的一个狭小区域或一间房子里，你花了许多力气，只为走出去看看外面有什么，随着地图上原本黑暗的部分一片一片被点亮，你就有越来越大的空间可以自由驰骋，尽情探索，你可能找到更多的道具，也可能碰到朋友，更可能遭遇敌人，即使有危险，也没有人愿意永远被困在一个小空间里。知识，就是照亮和扩展我们精神世界的工具。

中医是这些工具中的一种，和现代科学相比，它具有完全不同的思想体系和思维方式，和中国传统哲学思想一脉相承，如果说现代科学的探险是开着越野车在荒野大地或高速公路上狂飙，那么中医的探险则是御剑乘风，倏忽往返于高山密林与小桥人家之间，不同的工具，带来的是不同的精神体验，根本不必计较哪一种更好，因为只要有可能，为什么不能两种体验兼有？

现实的人生其实也是一场探险，没有什么是绝对正确的，有的只是勇于选择和承担后果，中医给了我们更多的可能性，更大的空间和更多的自由，这已经有足够的吸引力，身为人类的种种奋斗和艰辛，多半为的也不过是这自由而已。

当然就做这本书来说，乐趣也不仅限在医学本身，从影像到文字再到插图、平面设计一路做下来，不断要面对新的课题，为了拍照我走过了许多地方，为了编写文字查阅了大量的资料，为了配插图搜集欣赏了无数古画和民间艺术作品，为了整理各种应用，不但要采集植物实验许多药膳食谱，还去研究了一番炒茶、染布、制粉等等传统手艺，最后画了数百锅碗瓢盆，除了考虑匹配实用场合和药理药性，还参考了各种古玩老物件，虽然最终呈现出来的不过是短短文字或小小插图，也远远不及大家高人的境界，可这个过程的确是很美好的探险之旅，也希望读者能够同享这乐趣，当然因为个人能力有限，难免疏漏之处，也期待各位老师和同道多多指正和交流。

成书的过程也是一个漫长的过程，一个人做一本书，最大的问题就是时间，开始还是低估了工作量，最后远远地超出预计，完全无解地一再拖稿，衷心感谢本书的编辑，中国医药科技出版社范志霞老师的理解帮助以及张芳芳老师的耐心加工！最后一段时间发奋赶工，在无电话无微信无网络中闭关了一段时间，谁也找不到，拖欠了不知多少电话信息，感谢朋友们的惦念和体谅，顺便说一句，闭关的感觉挺好，哈哈！最后要感谢长久以来老妈的理解和支持，老妈辛苦了！

薛滨

2015 年 7 月